Handleiding
voor familieleden van psychiatrische patiënten

bup

Duitse bibliotheek
-KCI-eenheid opnemen

Hans Wildraschek
Georg Baumann
Handleiding voor familieleden van psychiatrische patiënten
ISBN: 978-3-911075-11-4

Copyright: Bremen University Press
Plaats van publicatie: Bremen, Duitsland
Editie 1, oktober 2023
Versie 1.0
Gedrukt in EU, UK, USA, JP, AUS
bup@bremenuniversitypress.com
www.bremenuniversitypress.com

Handleiding voor familieleden van psychiatrische patiënten

Inhoud

Voorwoord

Doel van het boek

Het doel van dit boek voor familieleden van mensen met psychische aandoeningen is om familieleden te voorzien van gedegen kennis over verschillende psychische aandoeningen, hun symptomen, diagnostiek en behandelmogelijkheden, en mogelijke oplossingen aan te reiken. Door deze kennis zijn familieleden beter in staat om de ziekte en het bijbehorende gedrag van de getroffene te begrijpen.

Het boek is verder bedoeld om concrete adviezen en strategieën te bieden voor het omgaan met de dagelijkse uitdagingen die komen kijken bij de zorg voor een geestelijk ziek familielid. Een ander doel is het bevorderen van empathie en begrip voor de persoon met de ziekte. Op die manier kan het boek helpen om vooroordelen en stigma's te verminderen en een meer empathische omgeving te creëren voor de persoon met de ziekte.

Familieleden raken vaak verstrikt in de rol van verzorger en vergeten om ook voor hun eigen geestelijke gezondheid te zorgen. Familieleden kunnen beter opkomen voor de belangen van de zieke door gedegen kennis en praktische tips, of het nu in de gezondheidszorg, op het werk of in de sociale omgeving is.

Het boek is ook bedoeld om familieleden te helpen effectiever te communiceren met medische en therapeutische professionals, wat kan leiden tot een betere kwaliteit van behandeling voor de persoon in kwestie. Sprakeloosheid overheerst hier vaak om verschillende redenen,

Last but not least kan het boek ook emotionele steun bieden door de ervaringen en gevoelens van familieleden te valideren en hen te laten zien dat ze er niet alleen voor staan.

Over het geheel genomen is het boek bedoeld als een uitgebreide, praktische gids voor familieleden om hen te helpen beter om te gaan met de uitdagingen van het omgaan met psychische aandoeningen en de algehele omgeving, terwijl ze ook zorg dragen voor hun eigen geestelijke gezondheid.

Wie lijdt er meer?

Het fenomeen dat familieleden van geesteszieken soms meer lijken te lijden dan de getroffenen zelf, wordt vaak waargenomen.

Familieleden hebben vaak een diepe emotionele band met de zieke persoon. Ze moeten toezien hoe iemand van wie ze houden lijdt en kunnen er niet altijd iets aan doen. Deze machteloosheid kan extreem stressvol zijn. Familieleden nemen vaak de rol van primaire verzorgers op zich. Zorgen voor het welzijn van de geesteszieke kan een enorme verantwoordelijkheid zijn die emotioneel en fysiek uitputtend kan zijn.

Geesteziekten kunnen vaak onvoorspelbaar zijn. Familieleden leven in voortdurende angst voor een terugval of verslechtering van de aandoening, wat kan leiden tot chronische stress. Familieleden hebben niet alleen te maken met de gevolgen van de ziekte zelf, maar ook met sociale vooroordelen en stigmatisering. Soms trekken ze zich uit schaamte of te hoge eisen terug uit hun sociale omgeving, wat voor extra psychologische stress kan zorgen.

In de poging om er voor de zieke persoon te zijn, verwaarlozen familieleden vaak hun eigen behoeften en grenzen. Dit kan leiden tot een burn-out en andere gezondheidsproblemen.

De relatiedynamiek verandert vaak fundamenteel wanneer een gezinslid geestelijk ziek wordt. Dit kan leiden tot conflicten en onduidelijkheden in verwachtingen en rollen binnen de familie of het partnerschap.

Therapieën en medicatie zijn vaak duur en als de zieke persoon niet in staat is om te werken, kan dit extra financiële lasten met zich meebrengen die indirect de stress voor de familieleden verhogen.

Aangezien veel psychische aandoeningen chronisch zijn, kan het idee dat er geen "genezing" is in de traditionele zin veel stress veroorzaken bij familieleden. Het is ook mogelijk dat de perceptie dat familieleden "meer lijden" beïnvloed wordt door een vertekend beeld van de situatie. De zieke persoon kan in een soort "emotionele gevoelloosheid" leven waardoor hij het moeilijk

vindt om zijn eigen lijden volledig waar te nemen of uit
te drukken, terwijl de emoties van familieleden opener
en directer zijn.

Het is belangrijk om dergelijke kwesties in een genuan-
ceerd kader te bekijken. Familieleden zijn niet altijd enkel slachtoffers van de omstandigheden; ze kunnen ook
een belangrijke rol spelen in de ondersteuning en het
herstel van de zieke persoon. Ook mag niet vergeten
worden dat de zieke zelf een grote mate van lijden en
ongemak ervaart, ook al is dit van buitenaf niet altijd
direct zichtbaar.

Gebrek aan begrip voor psychische aandoenin-
gen

Het gebrek aan begrip van geesteszieken bij gezonde
mensen kan worden toegeschreven aan verschillende
factoren die cultureel, sociaal en psychologisch van
aard zijn.

Mensen die zelf nooit aan een psychische aandoening
hebben geleden en er in hun directe omgeving niet mee
geconfronteerd zijn, hebben vaak moeite om de uitdagingen en het lijden dat ermee gepaard gaat te begrijpen. Geesteszieken zijn in veel samenlevingen nog
steeds een taboe en er wordt niet openlijk over gepraat.
Stigmatisering kan ertoe leiden dat mensen niet voldoende met het onderwerp omgaan of er verkeerde
ideeën over ontwikkelen.

In tegenstelling tot veel lichamelijke ziekten zijn de symptomen van psychische aandoeningen vaak niet direct zichtbaar. Dit kan ertoe leiden dat de ernst ervan wordt onderschat of zelfs genegeerd. In sommige culturen worden psychische aandoeningen gezien als een zwakte of een gebrek aan karakter. Dit stereotype belemmert niet alleen het begrip, maar kan er ook toe leiden dat patiënten geen hulp zoeken.

Er is vaak een algemeen gebrek aan kennis over wat psychische aandoeningen werkelijk zijn en hoe ze worden gediagnosticeerd en behandeld. Verkeerde informatie en mythes kunnen wijdverspreid zijn. Geestesziekten kunnen extreem complex zijn, zowel wat betreft de oorzaken als de gevolgen. Deze complexiteit kan het voor buitenstaanders moeilijk maken om de ziekte te begrijpen of te begrijpen waarom bepaalde behandelingen nodig zijn.

Geestesziekten omvatten gevoelens, gedachten en gedragspatronen waarvoor niet altijd eenvoudige of duidelijke woorden bestaan. Zelfs binnen de geneeskunde en de psychologie zijn er voortdurende discussies over hoe bepaalde aandoeningen het best beschreven en geclassificeerd kunnen worden. Sommige mensen vinden het onderwerp psychische aandoeningen ongemakkelijk en beschermen zichzelf door een zekere emotionele afstand te bewaren. Ze zien het als iets dat "anderen" overkomt, maar niet henzelf of de mensen om hen heen, en voelen daarom geen behoefte om hun begrip te verdiepen.

Niet alle mensen kunnen zich goed inleven in de gevoelens en gedachten van anderen. Een gebrek aan empathie kan een grote hindernis zijn om geestelijke ziekten te begrijpen. Het begrip van psychische aandoeningen vergroten is een maatschappelijke taak die bewustzijn, educatie en het verminderen van stigma's vereist.

Zowel de geneeskunde als de media, onderwijsinstellingen en elk individu hebben hierin een rol te spelen. Maar dit besef komt vaak te laat, wanneer men zelf getroffen is.

Wat zijn geestesziekten?

Geestesziekten, ook wel psychische stoornissen of geestesziekten genoemd, zijn gezondheidsaandoeningen die gekenmerkt worden door een stoornis in gedachten, emoties en/of gedrag. Ze kunnen ook een combinatie van deze factoren omvatten. In tegenstelling tot lichamelijke ziekten zijn de symptomen van psychische aandoeningen vaak niet onmiddellijk zichtbaar, wat de diagnose en behandeling complexer kan maken.

Er zijn verschillende psychische aandoeningen die kunnen worden onderverdeeld in verschillende categorieën, waaronder:

- Affectieve stoornissen: Deze groep omvat stoornissen zoals depressie, bipolaire stoornis en dysthymie. Ze worden voornamelijk gekenmerkt door een verstoorde stemming.
- Angststoornissen: Deze omvatten gegeneraliseerde angststoornis, paniekstoornis, sociale fobie en specifieke fobieën. Mensen met angststoornissen ervaren buitensporige angst of zorgen in situaties die objectief gezien weinig of geen gevaar opleveren.
- Obsessieve-compulsieve stoornis en aanverwante stoornissen: Hieronder vallen obsessieve-compulsieve stoornis (OCD), body dysmorphic disorder en trichotillomanie (haartrekstoornis).
- Eetstoornissen: Bekende voorbeelden zijn anorexia nervosa, boulimia nervosa en

eetbuienstoornis. Ze beïnvloeden het eetgedrag en het zelfbeeld.

- Persoonlijkheidsstoornissen: Deze omvatten borderline persoonlijkheidsstoornis, schizoïde persoonlijkheidsstoornis en narcistische persoonlijkheidsstoornis. Ze worden gekenmerkt door rigide en problematische gedragspatronen die een negatieve impact hebben op interpersoonlijke relaties en de kwaliteit van leven.
- Psychotische stoornissen: Hieronder valt ook schizofrenie. Deze stoornissen worden gekenmerkt door wanen, hallucinaties en verlies van realiteitszin.
- Neurocognitieve stoornissen: Deze omvatten dementie, de ziekte van Alzheimer en andere aandoeningen die het geheugen, de aandacht en andere cognitieve vaardigheden aantasten.
- Trauma- en stressstoornissen: Hieronder vallen posttraumatische stressstoornis (PTSS) en aanpassingsstoornissen, die meestal worden veroorzaakt door een traumatische gebeurtenis.
- Stofgerelateerde en verslavende stoornissen: Hieronder vallen alcohol-, drugs- en medicijnverslaving en gokverslaving.
- Ontwikkelingsstoornissen: Deze categorie omvat autismespectrumstoornissen, aandachtstekortstoornis met hyperactiviteit (ADHD) en leerstoornissen.

De diagnose en behandeling van psychische aandoeningen vereisen een geïndividualiseerde aanpak die

13

zowel medicamenteuze als psychotherapeutische interventies kan omvatten. De effectiviteit van de behandeling hangt af van veel factoren, waaronder het type stoornis, de ernst van de symptomen, de beschikbare middelen en het sociale ondersteuningsnetwerk van de persoon.

Waarom is begrip belangrijk voor familieleden?

Familieleden voelen vaak als eerste de gevolgen van een psychische aandoening in de familie of onder vrienden. Hun emotionele belasting kan groot zijn als ze zien hoe iemand van wie ze houden lijdt. Deze emotionele last kan leiden tot een reeks eigen geestelijke of lichamelijke gezondheidsproblemen als er niets aan gedaan wordt.

Familieleden spelen vaak een sleutelrol in de zorg en ondersteuning van de persoon met de ziekte. Hun begrip van de ziekte is daarom cruciaal voor het succes van de behandeling. Hoe beter ze geïnformeerd zijn over de ziekte, hoe beter ze de persoon met de ziekte kunnen steunen.

Een goed begrip van psychische aandoeningen kan familieleden helpen om effectiever te communiceren met artsen en therapeuten en actief deel te nemen aan de planning van de behandeling. Dit kan de kwaliteit van de zorg en de lange-termijn prognose voor de patiënt aanzienlijk verbeteren.

Door een beter begrip van psychische aandoeningen kunnen familieleden ook helpen om het stigma dat ermee gepaard gaat in de samenleving te verminderen. Dit is niet alleen goed voor de persoon met de ziekte, maar bevordert ook een meer inclusieve, empathische gemeenschap. Een beter begrip van psychische aandoeningen kan familieleden ook helpen om het belang van hun eigen zelfzorg in te zien. Dit is cruciaal om een burn-out en andere eigen gezondheidsproblemen te voorkomen.

Geesteziekten kunnen vaak leiden tot spanningen binnen het gezin of de relatie. Een goed begrip van de ziekte kan misverstanden en conflicten helpen voorkomen en de kwaliteit van relaties verbeteren. In sommige gevallen kunnen familieleden de eerste zijn die de alarmsignalen van een opkomende psychische aandoening herkennen. Hun kennis van de symptomen en behandelingsmogelijkheden is cruciaal voor vroegtijdige interventie die het verloop van de ziekte kan beperken.

Uiteindelijk maakt het begrijpen van naasten deel uit van een bredere sociale en culturele verantwoordelijkheid om het bewustzijn over geestelijke gezondheid te vergroten en middelen te bieden om deze te ondersteunen.

Waarom is het begrijpen van verwanten belangrijk?

Het begrip van familieleden voor personen met psychische aandoeningen is om verschillende redenen cruciaal. Ten eerste biedt het de patiënt de nodige emotionele steun. Geesteziekten kunnen gevoelens van isolatie veroorzaken en de aanwezigheid van begrijpende familieleden of vrienden kan als geruststellend en ondersteunend worden ervaren. Een ondersteunend netwerk kan ook een belangrijke rol spelen in de vroege detectie van symptomen en het tijdig zoeken van professionele hulp.

Daarnaast kan het begrip van familieleden het behandelproces positief beïnvloeden. Als de familie de ziekte en de bijbehorende behoeften beter begrijpt, kunnen ze effectiever samenwerken met medische professionals om een behandelplan te ontwikkelen en uit te voeren. In sommige gevallen kan steun van familieleden zelfs helpen om de dosering van medicatie aan te passen of het aantal ziekenhuisopnames te verminderen.

Begrip van familieleden is ook belangrijk om stigma te verminderen. Geesteziekten worden vaak geassocieerd met een hoge mate van sociaal stigma. Een geïnformeerde en begripvolle omgeving kan helpen om dit stigma te minimaliseren door geïnformeerde en empathische perspectieven te bieden, die op hun beurt de bredere publieke opinie kunnen beïnvloeden.

In alledaagse interacties kan begrip van familieleden ook concrete, praktische voordelen bieden. Ze kunnen bijvoorbeeld helpen om stressvolle of uitlokkende situaties te vermijden die de symptomen kunnen verergeren. Ze kunnen ook helpen bij het beheren van medicijnen of het volgen van behandelingsplannen, wat op zijn beurt de algehele levenskwaliteit van de persoon met de ziekte verbetert.

Tot slot, maar niet minder belangrijk, heeft het begrip van familieleden een positieve invloed op de familieleden zelf. Leven met iemand met een psychische aandoening kan emotioneel en fysiek uitputtend zijn. Een goed begrip van de ziekte kan helpen om frustraties, angsten en misverstanden te minimaliseren en kan familieleden hulpmiddelen bieden om beter om te gaan met de uitdagingen die de ziekte met zich meebrengt.

Speciaal geval van kinder- en jeugdpsychiatrie

Kinder- en jeugdpsychiatrie is een gespecialiseerd vakgebied dat zich richt op de geestelijke gezondheid van kinderen en adolescenten. In tegenstelling tot de volwassenenpsychiatrie besteedt dit vakgebied speciale aandacht aan ontwikkelingsaspecten en de rol van het gezin in de geestelijke gezondheid. Diagnostische procedures worden zorgvuldig geselecteerd en aangepast aan de specifieke behoeften van kinderen en adolescenten. Gestandaardiseerde vragenlijsten, interviews en observaties worden ook gebruikt, vaak aangevuld met gesprekken met ouders, leerkrachten en andere zorgverleners, om een accurate diagnose te stellen.

De stoornissen die behandeld worden in de kinder- en jeugdpsychiatrie zijn divers. Ze omvatten ADHD, autismespectrumstoornissen, angst- en depressieve stoornissen en eetstoornissen. Deze geestelijke gezondheidsproblemen vereisen een speciale therapeutische aanpak die individueel is afgestemd op het kind en zijn of haar familie. Behandelingen variëren van medicatie tot verschillende vormen van psychotherapie, en vaak is een combinatie van beide het meest effectief.

Een belangrijk aspect van kinder- en jeugdpsychiatrie is de nauwe betrokkenheid van de familie bij het behandelproces. Het gezin speelt vaak een cruciale rol, zowel bij de ontwikkeling van psychische stoornissen als bij de ondersteuning van het herstel. Omdat de behandeling vaak complex is en betrekking heeft op verschillende levensgebieden, wordt meestal een multidisciplinair team samengesteld van specialisten zoals kinderartsen, neurologen, maatschappelijk werkers en pedagogen.

Preventie en vroegtijdige opsporing van psychische stoornissen zijn ook belangrijke aspecten van dit vakgebied. Vroegtijdig ingrijpen kan vaak ernstige gevolgen op latere leeftijd voorkomen. Onderzoek is ook van cruciaal belang omdat het helpt om de oorzaken van psychische stoornissen bij kinderen en jongeren beter te begrijpen en de behandelingsmethoden voortdurend te verbeteren.

In het algemeen is de kinder- en jeugdpsychiatrie een dynamisch en zich voortdurend ontwikkelend vakgebied dat een cruciale rol speelt in de gezondheidszorg. Vroegtijdige diagnose en behandeling van psychische aandoeningen bij kinderen en adolescenten kan niet alleen helpen op de korte termijn, maar kan ook de basis leggen voor een betere geestelijke gezondheid op volwassen leeftijd.

Diagnose stellen is een heel bijzondere uitdaging in de kinder- en jeugdpsychiatrie. Kinderen en adolescenten kunnen hun symptomen vaak niet zo duidelijk verwoorden als volwassenen, en hun symptomen manifesteren zich vaak anders afhankelijk van hun ontwikkelingsfase. Daarom zijn professionals op dit gebied opgeleid om een verscheidenheid aan diagnostische instrumenten en technieken te gebruiken, van gestandaardiseerde tests tot diepte-interviews met ouders en andere belangrijke mensen in het leven van het kind, om een volledig beeld te krijgen van de geestelijke gezondheid.

Behandelmethoden zijn net zo divers als de soorten stoornissen die worden gediagnosticeerd. Het is niet ongewoon dat een combinatie van medicatie en psychotherapie wordt gebruikt. In dit opzicht zijn geïndividualiseerde behandelingsplannen cruciaal, aangezien elk kind en gezin uniek is. De rol van het gezin is bijzonder belangrijk en gaat veel verder dan alleen maar een "ondersteunend systeem". Familieleden worden vaak actief betrokken bij de therapie, omdat ze zowel kunnen bijdragen aan het probleem als een integraal onderdeel van de oplossing kunnen zijn.

Omdat veel van deze stoornissen niet alleen psychologische, maar ook educatieve, sociale en medische aspecten hebben, is multidisciplinaire samenwerking vaak essentieel voor therapeutisch succes. Hierbij kan het gaan om kinderartsen, maatschappelijk werkers, leerkrachten en zelfs advocaten, afhankelijk van de specifieke behoeften van het geval.

Vroege opsporing en preventie zijn ook cruciaal en vormen een belangrijk onderdeel van het werk in de kinder- en jeugdpsychiatrie. Door middel van schoolprogramma's, voorlichting aan ouders en bewustmakingscampagnes kunnen tekenen van psychische stoornissen vroegtijdig worden opgespoord en kan de juiste actie worden ondernomen. Onderzoek op dit gebied is gericht op een beter begrip van de mechanismen achter psychische aandoeningen en op de ontwikkeling van steeds efficiëntere vormen van therapie.

In het algemeen heeft de kinder- en jeugdpsychiatrie de unieke en kritieke taak om niet alleen de geestelijke gezondheid te bevorderen in een zeer kwetsbare levensfase, maar ook om de basis te leggen voor het toekomstige geestelijke welzijn van opgroeiende individuen. Helaas is dit niet altijd succesvol.

Definitie van geestelijke gezondheid

De definitie van geestelijke gezondheid varieert per wetenschappelijke discipline, cultuur en individueel begrip. In het algemeen verwijst geestelijke gezondheid echter naar een staat van emotioneel en psychologisch welzijn waarin iemand in staat is om zijn cognitieve vaardigheden te gebruiken, om te gaan met de normale eisen van het dagelijks leven, productieve relaties te onderhouden en een soort veerkracht op te bouwen tegen stress en andere uitdagingen.

De Wereldgezondheidsorganisatie (WHO) definieert geestelijke gezondheid als "een staat van welzijn waarin individuen in staat zijn om hun eigen capaciteiten te realiseren, om te gaan met de normale stress van het leven, productief en vruchtbaar te werken en een bijdrage te leveren aan de gemeenschap". Deze definitie benadrukt de positieve dimensie van geestelijke gezondheid door het niet alleen te omschrijven als de afwezigheid van ziekte of invaliditeit, maar als een middel om een bevredigend leven te leiden.

Het is belangrijk om te benadrukken dat geestelijke gezondheid niet simpelweg het tegenovergestelde is van geesteziekte. Iemand kan diagnosticeerbare geestelijke gezondheidsproblemen hebben en toch op veel gebieden mentaal gezond zijn. Op dezelfde manier is het mogelijk om geen diagnostische psychische aandoening te hebben, maar toch bepaalde aspecten van geestelijke gezondheid te verwaarlozen, zoals het vermogen om effectief met stress om te gaan of zinvolle relaties te onderhouden.

Geestelijke gezondheid is een dynamische toestand die beïnvloed wordt door verschillende factoren, waaronder genetische aanleg, persoonlijke levenservaringen, onderwijs, werkomgeving en sociale steun. Het is niet statisch en kan veranderen gedurende het leven en in reactie op verschillende gebeurtenissen en omstandigheden.

Bevordering van de geestelijke gezondheid omvat daarom vaak een breed scala aan strategieën, van preventieve maatregelen zoals stressmanagement en evenwicht tussen werk en privéleven tot therapeutische interventies voor bestaande psychische aandoeningen. Het doel is om individuele veerkracht te bevorderen en een ondersteunende sociale omgeving te creëren die mensen in staat stelt om hun geestelijke gezondheid ten volle te benutten.

Verschil tussen geestelijke gezondheid en geesteziekte

Geestelijke gezondheid en geesteziekten zijn twee concepten die, hoewel aan elkaar gerelateerd, verschillende aspecten van de menselijke ervaring vertegenwoordigen.

Geestelijke gezondheid wordt vaak gedefinieerd als een positieve toestand van emotioneel en psychologisch welzijn. Het omvat het vermogen om met stress om te gaan, relaties te onderhouden en deel te nemen aan het sociale en professionele leven. Geesteszieken daarentegen zijn een negatieve toestand die gekenmerkt wordt door symptomen zoals angst, depressie, obsessieve compulsieve stoornis of andere emotionele en cognitieve stoornissen.

Geestelijke gezondheid is eerder een continuüm dan een vaste toestand. Iemand kan geestelijk gezond zijn op sommige gebieden en problemen hebben op andere. Geestelijke ziekten worden vaak beschouwd als een specifieke stoornis met diagnostische criteria, hoewel er een spectrum van ernst bestaat. Geestelijke gezondheid wordt bevorderd door een reeks preventieve maatregelen zoals gezond eten, lichaamsbeweging, sociale steun en stressmanagement.

Geesteszieken daarentegen vereisen vaak een specifieke medische en/of therapeutische behandeling, afhankelijk van de diagnose en de ernst van de ziekte.

Geestelijke gezondheid wordt vaak gezien als een toestand die beïnvloed wordt door het gevoel van welzijn van het individu en door sociale en culturele factoren. Hoewel psychische aandoeningen ook beïnvloed kunnen worden door sociale en culturele factoren, zijn ze vaak het resultaat van een complexe interactie van genetische, neurochemische en omgevingsfactoren.

Geesteszieken dragen vaak een sociaal stigma met zich mee dat niet opgaat voor het bredere concept van geestelijke gezondheid. Dit stigma kan invloed hebben op de bereidheid om behandeling te zoeken of de ziekte bekend te maken.

Geesteziekten hebben meestal duidelijke diagnostische criteria en worden vaak vastgesteld door klinische beoordeling en mogelijk testen. Geestelijke gezondheid is een subjectiever concept waarvoor geen gestandaardiseerde meetinstrumenten bestaan, hoewel er verschillende schalen en vragenlijsten bestaan om emotioneel en psychologisch welzijn te beoordelen.

Terwijl geestelijke gezondheid een brede impact heeft op de kwaliteit van het leven en alle aspecten van het dagelijks functioneren beïnvloedt, kunnen psychische aandoeningen ernstige beperkingen opleveren op bepaalde gebieden van het leven, afhankelijk van de aard en ernst van de aandoening. Geestelijke gezondheid is een dynamische aandoening die in de loop van de tijd kan veranderen, terwijl psychische aandoeningen vaak chronische aandoeningen zijn die een langdurige behandeling vereisen, hoewel er ook acute psychische aandoeningen zijn.

Frequentie en verdeling

De prevalentie en verspreiding van psychische aandoeningen worden beïnvloed door veel factoren, waaronder de geografische locatie, demografische kenmerken van de bevolking, toegang tot gezondheidsdiensten en culturele normen.

Volgens de Wereldgezondheidsorganisatie (WHO) zijn psychische aandoeningen wereldwijd een van de belangrijkste oorzaken van ziekte en invaliditeit. Er wordt geschat dat wereldwijd ongeveer 450 miljoen mensen lijden aan een of andere vorm van psychische aandoening.

Depressie en angststoornissen behoren tot de meest gediagnosticeerde psychische aandoeningen. De WHO schat dat wereldwijd meer dan 260 miljoen mensen lijden aan een angststoornis en ongeveer 264 miljoen aan een depressie. Schizofrenie, bipolaire stoornis, persoonlijkheidsstoornissen, obsessieve compulsieve stoornis en posttraumatische stressstoornis zijn andere voorbeelden van psychische aandoeningen die, hoewel ze minder vaak voorkomen dan depressie en angst, een aanzienlijke impact kunnen hebben op de getroffen personen en hun omgeving.

Hoewel psychische aandoeningen in elke leeftijdsgroep kunnen voorkomen, zijn er bepaalde levensfasen waarin de kwetsbaarheid groter is, zoals de adolescentie en de ouderdom. Diagnoses zoals ADHD en autismespectrumstoornissen komen steeds vaker voor bij adolescenten.

Vrouwen hebben vaker last van bepaalde psychische aandoeningen zoals depressie en angststoornissen, terwijl mannen vaker drugs gebruiken en antisociaal gedrag vertonen.

Prevalentiecijfers van psychische aandoeningen kunnen per cultuur en regio verschillen. Zo is het aantal depressies in sommige westerse landen hoger dan in andere delen van de wereld, maar dit kan ook te maken hebben met verschillende diagnostische criteria en maatschappelijke attitudes.

Gebeurtenissen zoals de COVID-19 pandemie hebben een aanzienlijke toename van psychische aandoeningen zoals angst en depressie veroorzaakt. Zulke wereldwijde crises kunnen bestaande ziekten verergeren en nieuwe gevallen creëren.

Ondanks de hoge prevalentie blijft geestelijke gezondheid vaak een verwaarloosd gebied binnen de gezondheidszorg. Veel mensen krijgen geen diagnose of behandeling voor hun aandoening, wat het probleem verergert. De stigmatisering van geesteszieken heeft een domino-effect. De prioriteiten in de gezondheidszorg worden ook vaak in een andere richting gesteld. In veel landen is de financiering voor geestelijke gezondheidszorg ontoereikend in vergelijking met de somatische geneeskunde. Dit kan zich uiten in minder professionals, beperkte beschikbaarheid van behandelingsmogelijkheden en langere wachttijden voor patiënten. Door deze factoren worden psychische aandoeningen vaak niet gediagnosticeerd of onvoldoende behandeld, wat op de lange termijn zowel individuele als maatschappelijke kosten met zich meebrengt.

De hoge prevalentie van psychische aandoeningen heeft ook aanzienlijke economische gevolgen, zoals

productiviteitsverlies, hogere kosten voor de gezondheidszorg en een druk op de sociale stelsels.

Biopsychosociaal model

Het biopsychosociale model is een integratieve benadering van de studie van gezondheid en ziekte die biologische, psychologische en sociale factoren beschouwt
als op elkaar inwerkende elementen in de ontwikkeling
en instandhouding van ziekte. Dit model werd voor het
eerst geïntroduceerd door psychiater George Engel in
1977 en is een uitbreiding van het traditionele biomedi-
sche model, dat zich voornamelijk richt op biologische
oorzaken van ziekte.

Biologische factoren verwijzen naar de fysieke aspecten
van een individu die hun gezondheid en welzijn
beïnvloeden. Deze omvatten genetische aanleg, neurochemische processen in de hersenen, hormoonspiegels
en andere fysiologische mechanismen. In relatie tot
psychische aandoeningen kunnen biologische factoren
bijvoorbeeld een rol spelen bij de ontwikkeling van depressie door neurochemische onevenwichtigheden of
bij de ontwikkeling van schizofrenie door genetische
aanleg.

Psychologische factoren omvatten gedachten, gevoelens, houdingen en gedragingen die de gezondheid
kunnen beïnvloeden. Hieronder vallen bijvoorbeeld
stressmanagement, zelfbeeld, emotieregulatie en cognitieve vervormingen. Op het gebied van psychische
aandoeningen kan een negatief zelfbeeld bijvoorbeeld

27

bijdragen aan de ontwikkeling of verergering van depressie, terwijl angststoornissen vaak geassocieerd worden met bepaalde gedragspatronen en gedachtenassociaties.

Sociale factoren verwijzen naar de externe omstandigheden en relaties die het welzijn van een individu beïnvloeden. Deze omvatten sociaaleconomische status, onderwijs, cultuur, familiestructuur en sociale steun. Deze factoren kunnen zowel beschermende als schadelijke effecten hebben. Een sterk sociaal netwerk kan bijvoorbeeld beschermend werken tegen psychische aandoeningen, terwijl sociale isolatie of discriminatie de kans op het ontwikkelen van de ziekte kan vergroten.

Het biopsychosociale model benadrukt dat deze drie niveaus op een complexe en dynamische manier op elkaar inwerken. Zo kan een genetische onbalans van neurotransmitters (biologische factor) de kans op het ontwikkelen van een angststoornis vergroten, veroorzaakt door stressvolle gebeurtenissen in het leven (sociale factor) en versterkt door negatieve gedachtepatronen (psychologische factor).

Deze integratieve benadering heeft belangrijke implicaties voor de diagnose, behandeling en preventie van ziekten, waaronder geesteziekten. Het bevordert een holistische benadering die zich niet alleen richt op de behandeling van symptomen, maar ook rekening houdt met de verschillende beïnvloedende factoren die bijdragen aan de ontwikkeling en instandhouding van ziekten. Op deze manier maakt het biopsychosociale model een meer omvattende en geïndividualiseerde gezondheidszorg mogelijk.

Stigmatisering en de gevolgen

De stigmatisering van geestesziekten is een diepgeworteld maatschappelijk fenomeen dat ernstige gevolgen kan hebben voor zowel de betrokken personen als voor de samenleving als geheel. Het doet zich voor wanneer mensen met een psychische aandoening gediscrimineerd of gestigmatiseerd worden vanwege hun diagnose. De gevolgen van stigmatisering kunnen divers zijn en invloed hebben op verschillende gebieden van het leven:

Stigma kan leiden tot een laag gevoel van eigenwaarde en een negatief zelfbeeld. Sommige getroffen mensen internaliseren het maatschappelijke stigma, dat "zelfstigma" wordt genoemd en ertoe kan leiden dat ze zichzelf als minder waardevol of minder bekwaam zien.

Uit angst voor discriminatie of afwijzing trekken veel mensen met psychische aandoeningen zich terug uit sociale contacten. Dit verergert vaak de symptomen en kan leiden tot verdere isolatie en eenzaamheid.

Stigma kan zich uiten in verschillende vormen van discriminatie, of het nu is bij het vinden van een baan, op het werk of bij de toegang tot diensten en voorzieningen. Stigmatisering kan ertoe leiden dat mensen met psychische aandoeningen onvoldoende toegang hebben tot medische zorg en therapie. Sommigen aarzelen om professionele hulp te zoeken of krijgen onbegrip en vooroordelen van medische professionals.

De stress van het stigma kan de symptomen van psychische aandoeningen verergeren en het herstelproces veel moeilijker maken. Door het stigma zien veel patiënten af van de juiste diagnose en behandeling, wat kan leiden tot een verslechtering van hun gezondheid en hogere kosten voor de gezondheidszorg.

Geestelijke gezondheid wordt vaak verwaarloosd op de politieke agenda, wat op zijn beurt leidt tot onvoldoende investeringen in onderzoek en zorg. Het gebrek aan behandeling en het verminderde verdienpotentieel van mensen met psychische aandoeningen kunnen aanzienlijke economische verliezen veroorzaken, zowel in termen van directe medische kosten als van productiviteitsverlies.

Onderwijs en bewustmaking zijn essentieel om de negatieve effecten van stigmatisering te bestrijden. Daarnaast zijn er beleidsmaatregelen nodig, waaronder antidiscriminatiewetten en betere trainingsprogramma's voor gezondheidswerkers, om de omstandigheden voor mensen met psychische aandoeningen te verbeteren.

Oorzaken en risicofactoren

Geesteziekten hebben meestal een complexe etiologie die bestaat uit verschillende factoren.

Sommige psychische aandoeningen zoals schizofrenie of bipolaire stoornis hebben een sterke genetische component. Familiestudies hebben aangetoond dat het risico op bepaalde stoornissen toeneemt als naaste familieleden ook getroffen zijn. Afwijkingen in de neurochemie, bijvoorbeeld in de serotonine- of dopaminehuishouding, kunnen leiden tot psychische aandoeningen zoals depressie of angststoornissen. Structurele afwijkingen in de hersenen kunnen ook een rol spelen. Hormonale schommelingen, bijvoorbeeld tijdens de puberteit, zwangerschap of menopauze, kunnen psychische klachten uitlokken of verergeren.

Mishandeling, geweldservaringen of andere traumatische gebeurtenissen, vooral in de kindertijd, kunnen het risico op psychische aandoeningen verhogen. Chronische stress en ineffectieve copingstrategieën kunnen leiden tot een verslechtering van de geestelijke gezondheid. Negatieve denkpatronen en cognitieve vervormingen kunnen bijdragen aan een reeks psychische aandoeningen, vooral angststoornissen en depressie.

Armoede en een lage sociaaleconomische status worden in gelijke mate geassocieerd met een verhoogd risico op bepaalde psychische aandoeningen. Een gebrek aan sociale steun kan het risico op mentale aandoeningen verhogen, terwijl een sterk sociaal netwerk kan

fungeren als een buffer tegen mentale gezondheidsproblemen.

Cultureel stigma en de bijbehorende maatschappelijke
verwachtingen kunnen ook stress veroorzaken en het
risico op psychische aandoeningen verhogen.

Het is belangrijk om te benadrukken dat deze factoren
vaak op een complexe en interactieve manier op elkaar
inwerken. Een genetische aanleg voor een angststoornis
kan bijvoorbeeld worden uitgelokt door een stressvolle
gebeurtenis in het leven en verder worden versterkt
door negatieve copingstrategieën.

Omdat de oorzaken zo divers en onderling afhankelijk
zijn, vereist de diagnose en behandeling van psychische
aandoeningen meestal een multidisciplinaire aanpak
die een combinatie van medicamenteuze behandeling,
psychotherapie en sociale ondersteuning kan omvatten.

Genetische factoren

Genetische factoren spelen een belangrijke rol bij verschillende geestelijke ziekten. Het is echter zelden zo
dat één enkel gen verantwoordelijk is voor de ontwikkeling van een mentale ziekte. Er is vaak een wisselwerking tussen verschillende genen en omgevingsfactoren.

De meeste psychische aandoeningen worden beïnvloed
door meerdere genen, die elk slechts een klein effect
hebben op het totale risico op de stoornis. Dit concept
van polygene overerving impliceert dat tal van

genetische variaties samen kunnen werken om de vatbaarheid voor een bepaalde stoornis te verhogen.

Genetische factoren kunnen de gevoeligheid voor omgevingsfactoren moduleren. Zo kunnen personen met een genetische aanleg voor depressie gevoeliger zijn voor de negatieve effecten van stress of traumatische ervaringen.

Epigenetica houdt zich bezig met veranderingen in genexpressie die worden veroorzaakt door omgevingsinvloeden en niet door veranderingen in de DNA-sequentie zelf. Stress, voeding en andere factoren kunnen epigenetische sporen achterlaten die de activiteit van bepaalde genen beïnvloeden en zo bijdragen aan de ontwikkeling van psychische aandoeningen.

Studies met families en vooral eeneiige tweelingen bieden belangrijke inzichten in de genetische achtergrond van psychische aandoeningen. Als eeneiige tweelingen een hogere concordantie hebben voor een bepaalde stoornis dan broederlijke tweelingen, wordt dit vaak geïnterpreteerd als een indicatie van een sterke genetische component.

Genoomwijde associatiestudies (GWAS) vergelijken het genoom van veel mensen om genetische variaties te identificeren die geassocieerd zijn met een bepaalde ziekte. Hoewel deze studies belangrijke genetische markers kunnen identificeren, verklaren ze vaak slechts een klein deel van de genetische gevoeligheid voor een ziekte.

Inzicht in de genetische basis van geesteziekten kan helpen bij het ontwikkelen van gepersonaliseerde behandelingsstrategieën. Medicijnen zouden bijvoorbeeld specifiek aangepast kunnen worden aan de genetische opmaak van een individu om de effectiviteit van de behandeling te vergroten en bijwerkingen te minimaliseren.

In het algemeen is de rol van genetische factoren bij psychische aandoeningen complex en wordt deze gemoduleerd door een aantal andere factoren, waaronder de omgeving, levenservaring en individuele veerkracht. De wisselwerking tussen deze verschillende elementen maakt de studie en behandeling van geesteziekten tot een bijzonder complexe taak.

Omgevingsfactoren

Omgevingsfactoren hebben een belangrijke invloed op de ontwikkeling en het verloop van psychische aandoeningen. Ze interageren vaak met genetische en psychologische factoren, wat de complexiteit van de oorzaken van psychische aandoeningen vergroot.

Traumatische jeugdervaringen zoals fysiek, emotioneel of seksueel misbruik kunnen langdurige psychologische effecten hebben, waaronder een verhoogd risico op depressie, angststoornissen en posttraumatische stressstoornis. De opvoedingsstijl van ouders, inclusief de emotionele steun en structuur die ze bieden, kan een significante invloed hebben op de geestelijke gezondheid van een kind.

Een lage sociaaleconomische status en een gebrek aan toegang tot kwaliteitsonderwijs kunnen stress veroorzaken en het risico op verschillende geesteziekten verhogen. De onzekerheid en stress die gepaard gaan met werkloosheid of een giftige werkomgeving kunnen psychische aandoeningen ook uitlokken of verergeren.

Een gebrek aan sociale steun kan leiden tot gevoelens van eenzaamheid en kwetsbaarheid voor psychische aandoeningen zoals depressie en angststoornissen. Problemen in relaties, met familie, vrienden of partners, kunnen stress veroorzaken en psychische klachten uitlokken of verergeren.

Ongelukken, natuurrampen of persoonlijke verliezen kunnen acute stressreacties en langdurige mentale gezondheidsproblemen zoals een posttraumatische stressstoornis uitlokken. Zelfs ogenschijnlijk kleine stressfactoren zoals examenstress, verhuizing of professionele uitdagingen kunnen zich opstapelen en een negatieve invloed hebben op de geestelijke gezondheid.

De stigmatisering van psychische aandoeningen kan ertoe leiden dat mensen geen hulp zoeken en zo in een toestand blijven die hun symptomen verergert. Culturele verwachtingen en normen kunnen druk uitoefenen en zo bijdragen aan de ontwikkeling van psychische aandoeningen zoals eetstoornissen of angststoornissen.

Het gebruik van psychoactieve stoffen kan het risico op het ontwikkelen van psychische aandoeningen verhogen en bestaande symptomen verergeren. Er zijn aanwijzingen dat blootstelling aan bepaalde giftige stoffen zoals zware metalen in de kindertijd het risico op het ontwikkelen van psychische aandoeningen kan verhogen.

Omdat omgevingsfactoren veelzijdig zijn en met elkaar verweven zijn, is het cruciaal om een allesomvattende aanpak te hanteren bij de diagnose en behandeling van psychische aandoeningen. Dit moet een combinatie van medicamenteuze behandeling, psychotherapie en omgevingsinterventies omvatten om aan de individuele behoeften van de betrokkenen te voldoen.

Traumatische gebeurtenissen

Traumatische gebeurtenissen zijn bepaalde soorten omgevingsfactoren die een grote invloed kunnen hebben op de geestelijke gezondheid. Hieronder vallen acute, plotselinge gebeurtenissen zoals natuurrampen, geweld of ernstige ongelukken, maar ook langdurige of terugkerende ervaringen zoals misbruik of oorlogservaringen. De psychologische gevolgen kunnen divers zijn en variëren van acute stressreacties tot chronische aandoeningen zoals posttraumatische stressstoornis (PTSS).

Onmiddellijk na een traumatische gebeurtenis kunnen mensen een acute stressreactie ervaren die kan variëren van lichamelijke symptomen zoals trillen of een snelle hartslag tot psychologische symptomen zoals desoriëntatie of emotionele gevoelloosheid. Als deze reactie niet afneemt of verergert, kan ze veranderen in een ernstigere psychische aandoening zoals PTSS.

Posttraumatische stressstoornis (PTSS) is een psychische aandoening die kan optreden na het meemaken of meemaken van een traumatische gebeurtenis. Symptomen zijn onder andere flashbacks, nachtmerries, overmatig verdriet bij herinneringen aan het trauma en vermijdingsgedrag.

De vorm van complexe PTSS ontwikkelt zich vaak na langdurige of herhaalde blootstelling aan traumatische gebeurtenissen, zoals het geval is bij langdurig misbruik of marteling. Het wordt gekenmerkt door bijkomende symptomen zoals emotionele gevoelloosheid, vervreemding en moeite met het reguleren van affecten.

Traumatische gebeurtenissen kunnen ook de ontwikkeling of verergering van andere psychische aandoeningen bevorderen, zoals depressie, angststoornissen of verslavingen. Niet iedereen die een traumatische gebeurtenis meemaakt, ontwikkelt een psychische stoornis. Factoren zoals sociale steun, levenservaringen uit het verleden en individuele copingstrategieën kunnen de weerbaarheid tegen de psychologische gevolgen van een trauma vergroten.

Maatschappelijke percepties van trauma en het daaruit voortvloeiende stigma kunnen zowel de bereidheid om hulp te zoeken als het genezingsproces zelf beïnvloeden. Culturele normen kunnen ook invloed hebben op de manier waarop mensen traumatische gebeurtenissen ervaren en verwerken.

Biologische factoren zoals chemische onevenwichtigheden in de hersenen

Biologische factoren, vooral chemische onevenwichtigheden in de hersenen, spelen een centrale rol in de ontwikkeling en instandhouding van sommige psychische aandoeningen. Neurotransmitters, de chemische boodschappers van het zenuwstelsel, zijn vaak direct betrokken bij de symptomatologie van psychische stoornissen. Hier zijn enkele van de belangrijkste aspecten om te overwegen in relatie tot biologische factoren en psychische aandoeningen:

Neurotransmitters en hormonen

- Serotonine: Een tekort of onbalans van deze neurotransmitter wordt vaak in verband gebracht met depressie, angst en slaapstoornissen. Veel antidepressiva werken door de heropname van serotonine in zenuwcellen te remmen, waardoor het meer beschikbaar komt in de synaptische spleet.
- Dopamine: Deze neurotransmitter is cruciaal voor gevoelens van beloning en plezier en speelt een rol bij aandoeningen zoals schizofrenie en bepaalde verslavingen.

- Noradrenaline: betrokken bij de regulatie van stressreacties en stemming. Een verstoord evenwicht kan leiden tot angststoornissen en depressie.
- Cortisol: Het "stresshormoon" is vaak verhoogd bij chronische stress en daaruit voortvloeiende psychische aandoeningen zoals burn-out of angststoornissen.

Hersenstructuur en -functie

- Prefrontale cortex: Verantwoordelijk voor uitvoerende functies zoals besluitvorming en impulscontrole. Disfuncties in dit gebied worden vaak geassocieerd met aandachtstekortstoornis met hyperactiviteit (ADHD) en bepaalde persoonlijkheidsstoornissen.
- Amygdala: Dit hersengebied staat centraal bij de verwerking van emoties en wordt vaak in verband gebracht met angststoornissen en posttraumatische stressstoornis.
- Hippocampus: Een rol bij de opslag van herinneringen en de regulatie van stressreacties. Veranderingen in dit gebied worden vaak gevonden bij depressie en PTSS.

Genetische factoren

Hoewel er geen "genen voor psychische aandoeningen" zijn, kunnen genetische factoren het risico verhogen. Vaak gaat het om polygene aandoeningen, waarbij meerdere genen in combinatie met omgevingsfactoren het risico verhogen.

Kennis van biologische factoren maakt het mogelijk om medicijnen te ontwikkelen die specifiek ingrijpen op neurochemische processen. Antidepressiva, antipsychotica en andere medicijnen kunnen symptomatische verlichting bieden, maar vaak met het risico op bijwerkingen.

Biologische factoren werken zelden geïsoleerd, maar in wisselwerking met psychologische, sociale en omgevingsfactoren. Het zogenaamde biopsychosociale model probeert deze complexe interacties vast te leggen en dient als basis voor een holistische benadering van therapie.

Het begrijpen van biologische factoren en hun rol bij psychische aandoeningen is een dynamisch onderzoeksgebied dat voortdurend nieuwe kennis genereert. Deze bevindingen zijn essentieel voor de ontwikkeling van effectievere en gerichtere behandelstrategieën.

Interacties tussen risicofactoren

De ontwikkeling en instandhouding van psychische aandoeningen is een proces dat beïnvloed wordt door verschillende factoren. Vaak zijn het geen geïsoleerde risicofactoren die een ziekte uitlokken of verergeren, maar is er sprake van een samenspel van verschillende elementen uit de biologische, psychologische en sociale sfeer.

Het risico op veel psychische aandoeningen wordt bepaald door een combinatie van genetische en omgevingsfactoren. Mensen met een genetische aanleg voor depressie kunnen deze ziekte bijvoorbeeld ontwikkelen als ze worden blootgesteld aan bepaalde stressvolle levensgebeurtenissen. In dergelijke gevallen versterken de genetische en omgevingsfactoren elkaar.

Chronische stress kan aanzienlijke gevolgen hebben voor de lichamelijke gezondheid, waaronder veranderingen in de hormoonspiegels en neurotransmitteractiviteit in de hersenen. Deze biologische veranderingen kunnen op hun beurt het risico op het ontwikkelen of verergeren van psychische aandoeningen verhogen, van angststoornissen tot depressie.

De sociale omgeving kan de symptomen van psychische aandoeningen zowel verergeren als verlichten. Sociale terugtrekking, vaak een gevolg van de stigmatisering van psychische aandoeningen, kan gevoelens van isolatie versterken en leiden tot een verergering van de symptomen. Aan de andere kant kan een ondersteunende gemeenschap dienen als een buffer tegen de negatieve effecten van de ziekte.

Het vermogen om te gaan met stressvolle of traumatische gebeurtenissen (veerkracht) wordt beïnvloed door een combinatie van persoonlijke, sociale en biologische factoren. Een gebrek aan veerkracht kan de gevolgen van een trauma verergeren en het risico op het ontwikkelen van een posttraumatische stressstoornis of andere psychische aandoeningen vergroten.

Cognitieve factoren zoals overtuigingen, zelfpercepties en denkpatronen hebben een sterke wisselwerking met andere risicofactoren. Negatieve overtuigingen kunnen bijvoorbeeld gevoelens van hulpeloosheid tijdens stressvolle gebeurtenissen vergroten, wat op zijn beurt het risico op het ontwikkelen van een depressie kan verhogen.

Geesteziekten zijn meestal het gevolg van een verscheidenheid aan op elkaar inwerkende factoren. Zelfs in gevallen waar er een duidelijke biologische basis is, zoals bij sommige vormen van schizofrenie, spelen psychosociale factoren vaak ook een doorslaggevende rol.

Door de complexe interacties tussen de verschillende risicofactoren is een multidisciplinaire, holistische benadering van de diagnose en behandeling van psychische aandoeningen vaak het meest effectief. Alleen door deze complexe interacties te begrijpen, kunnen therapeuten en artsen gerichte en uitgebreide behandelplannen ontwikkelen.

Sociale en culturele aspecten

Maatschappelijke en culturele aspecten spelen een belangrijke rol in de ontwikkeling, manifestatie en behandeling van psychische aandoeningen. Deze aspecten zijn diep geworteld in de normen, waarden en verwachtingen van een samenleving en kunnen zowel beschermende als risicofactoren zijn voor de geestelijke gezondheid.

In veel culturen worden psychische aandoeningen gestigmatiseerd of zijn ze taboe, wat ertoe leidt dat mensen geen professionele hulp zoeken of hun symptomen verzwijgen. De ziekte wordt gezien als zwakte en mislukking. Angst voor sociale uitsluiting kan een belangrijke barrière vormen voor het krijgen van behandeling en kan het verloop van de ziekte verergeren.

De rollen en verwachtingen die de samenleving aan gender stelt, kunnen ook van invloed zijn op de geestelijke gezondheid. Maatschappelijke druk om te voldoen aan bepaalde idealen van mannelijkheid of vrouwelijkheid kan bijvoorbeeld stress en angst veroorzaken, wat een negatieve invloed kan hebben op de geestelijke gezondheid.

Armoede en een lage sociaaleconomische status zijn belangrijke risicofactoren voor veel soorten psychische aandoeningen. De stress die veroorzaakt wordt door financiële onzekerheid en beperkte toegang tot goede gezondheidszorg kan de kans op het ontwikkelen van een psychische aandoening vergroten of bestaande symptomen verergeren.

In sommige culturen worden geestelijke ziekten gezien als het resultaat van spirituele of morele tekortkomingen, waardoor het moeilijk kan zijn om toegang te krijgen tot wetenschappelijk onderbouwde behandelingen. In andere culturen wordt de voorkeur gegeven aan alternatieve geneeswijzen, die niet altijd overeenkomen met bewezen medische benaderingen.

De oriëntatie van een cultuur op collectieve of individuele waarden kan van invloed zijn op de manier
waarop psychische aandoeningen worden waargenomen en behandeld. In collectivistische culturen kan de
familie een centrale rol spelen in het omgaan met de
ziekte, terwijl in individualistische culturen de nadruk
meer ligt op individuele autonomie en zelfverwerke-
lijking.

De manier waarop een gezondheidssysteem is gestructureerd, inclusief de financiering en toegankelijkheid
van geestelijke gezondheidszorg, is een ander
maatschappelijk aspect dat de behandeling van
geestelijke ziekten kan beïnvloeden. Een goed gefinan-
cierd en toegankelijk systeem kan zorgen voor een vroege en effectieve behandeling voor de getroffenen, terwijl een ondergefinancierd systeem het tegenovergestelde effect kan hebben.

Aandacht voor maatschappelijke en culturele aspecten
is essentieel voor een holistisch begrip van psychische
aandoeningen. Deze factoren kunnen zowel preventie
als behandeling beïnvloeden en moeten in aanmerking
worden genomen bij een allesomvattende therapeutische aanpak.

Veel voorkomende soorten psychische aandoeningen

Depressieve stoornissen

Depressieve stoornissen zijn een groep mentale aandoeningen die gekenmerkt worden door aanhoudende gevoelens van droefheid, hopeloosheid en een verminderde interesse of plezier in activiteiten die normaal als plezierig beschouwd worden. Deze gevoelens gaan verder dan normale stemmingswisselingen of tijdelijke reacties op gebeurtenissen in het leven en beperken het vermogen van de persoon om dagelijks te functioneren aanzienlijk. Depressieve stoornissen kunnen variëren in ernst en hebben vaak een chronisch of terugkerend verloop.

Belangrijkste soorten depressieve stoornissen

- Grote depressie (ook bekend als unipolaire depressie): Dit is de bekendste vorm van depressieve stoornis. Ze wordt gekenmerkt door diepe droefheid, gebrek aan energie en interesse, en problemen met slapen en eetlust.
- Dysthymie (ook bekend als aanhoudende depressieve stoornis): Deze vorm is minder ernstig dan depressie, maar duurt langer, vaak jaren. De symptomen zijn vergelijkbaar, maar meestal minder intens.
- Bipolaire stoornis: Hoewel bipolaire stoornis niet exclusief wordt geclassificeerd als een

45

depressieve stoornis, bevat het depressieve episoden als een van de polen. De andere pool
wordt gekenmerkt door manische of hypomane
episoden.

- Seizoensgebonden affectieve stoornis (SAD): dit
  treedt meestal op in de donkere maanden en
  verdwijnt in de lente en zomer. Het wordt geassocieerd met een gebrek aan zonlicht.
- Postnatale depressie: Deze vorm van depressie
  kan optreden na de geboorte van een kind en is
  intenser en langduriger dan de "babyblues" die
  veel vrouwen kort na de bevalling ervaren.

Oorzaken en risicofactoren

De oorzaken van depressieve stoornissen zijn complex
en kunnen niet worden herleid tot één enkele factor. Ze
zijn het resultaat van een samenspel van biologische,
psychologische en sociale factoren die verschillende
effecten kunnen hebben op individuen.

Biologische factoren zijn een van de belangrijkste aspecten die een rol kunnen spelen bij de ontwikkeling
van depressie. Er wordt vaak verwezen naar neurotransmitters zoals serotonine, dopamine en noradrenaline, waarvan de onbalans in de hersenen de stemming
en het welzijn kan beïnvloeden. Ook hormonale veranderingen, bijvoorbeeld tijdens de zwangerschap,
menopauze of als gevolg van ziekte, kunnen depressie
bevorderen.

Genetische aanleg is een andere belangrijke biologische factor. Mensen met een familiegeschiedenis van depressieve stoornissen hebben een verhoogd risico om zelf een depressie te ontwikkelen. Dit wijst op een mogelijke genetische aanleg, hoewel de specifieke genen die verantwoordelijk zijn voor de ontwikkeling van depressie nog niet duidelijk zijn geïdentificeerd.

Op psychologisch niveau kunnen trauma's, chronische stress en andere stressvolle levensgebeurtenissen zoals het verlies van een familielid, echtscheiding of werkloosheid leiden tot depressieve symptomen. Individuele veerkracht, d.w.z. het vermogen om met psychologische stress om te gaan, speelt hierbij een doorslaggevende rol. Cognitieve factoren, waaronder negatieve denkpatronen en een laag gevoel van eigenwaarde, kunnen ook bijdragen aan de ontwikkeling en instandhouding van depressie.

Ook de sociale dimensie mag niet worden verwaarloosd. Sociaal isolement en het ontbreken van een ondersteunend sociaal netwerk kunnen depressieve symptomen verergeren of uitlokken. Culturele en sociale normen die bijvoorbeeld de expressie van emoties reguleren of bepaalde rolverwachtingen stellen, kunnen ook van invloed zijn op de ervaring en expressie van depressieve symptomen.

Sommige onderzoeken wijzen ook op de mogelijke rol van leefstijlfactoren zoals voeding, lichaamsbeweging en slaappatronen. Zo wordt een gebrek aan lichaamsbeweging vaak in verband gebracht met een verhoogd risico op depressie, terwijl een evenwichtig dieet en voldoende slaap als preventieve factoren worden beschouwd.

Over het geheel genomen is het beeld van de oorzaken van depressieve stoornissen dus uiterst complex. Verschillende factoren kunnen tegelijkertijd aanwezig zijn en op elkaar inwerken, en hun betekenis kan van persoon tot persoon verschillen. Deze complexiteit maakt het moeilijk om een universeel geldige theorie over de oorzaken van depressieve stoornissen te ontwikkelen, maar maakt ook duidelijk waarom een geïndividualiseerde therapeutische aanpak vaak het meest effectief is.

Diagnose en behandeling

De diagnose van een depressieve stoornis wordt meestal gesteld aan de hand van een klinisch interview en gestandaardiseerde vragenlijsten. Behandelingsopties omvatten psychotherapie (bijvoorbeeld cognitieve gedragstherapie), medicatie (zoals antidepressiva) en, in ernstige gevallen, elektroconvulsietherapie (ECT). De keuze van de behandeling hangt af van het type en de ernst van de depressie en van de individuele kenmerken van de patiënt.

Als depressieve stoornissen onbehandeld blijven, kunnen ze een ernstige impact hebben op alle aspecten van het leven, van werkprestaties tot relaties en lichamelijke gezondheid. Ze worden ook in verband gebracht met een verhoogd risico op zelfmoord en zelfbeschadiging.

Vanwege de complexiteit van de ziekte en de vele levensgebieden die erdoor beïnvloed worden, is een geïntegreerde behandelingsaanpak die rekening houdt met zowel medische als psychosociale aspecten meestal het meest effectief.

Angststoornissen

Angststoornissen zijn een categorie psychische aandoeningen die worden gekenmerkt door buitensporige en aanhoudende angst, zorgen of vrees. Deze emoties zijn zo intens dat ze het dagelijks functioneren en de levenskwaliteit van de getroffenen verstoren. Hoewel angst een normale menselijke emotie is en in bepaalde situaties zelfs heilzaam kan zijn, wordt het bij angststoornissen gezien als onevenredig en moeilijk te controleren.

Belangrijkste soorten angststoornissen

- Gegeneraliseerde angststoornis (GAS): Mensen met GAS ervaren aanhoudende en overmatige angst of zorgen over verschillende aspecten van het leven, zoals werk, gezondheid of relaties, vaak zonder specifieke aanleiding.
- Paniekstoornis: gekenmerkt door terugkerende, onverwachte paniekaanvallen die intens zijn en vaak optreden zonder duidelijke aanleiding. De angst voor nieuwe aanvallen kan ertoe leiden dat de patiënt bepaalde plaatsen of situaties vermijdt.

- Sociale angststoornis (sociale fobie): Gaat gepaard met intense angst of vrees in sociale of uitvoeringssituaties, vaak uit angst om negatief geëvalueerd of beoordeeld te worden.
- Specifieke fobieën: Overmatige en irrationele angst voor specifieke voorwerpen of situaties, zoals hoogtes, spinnen of vliegen.
- Obsessieve-Compulsieve Stoornis (OCD) en Post-Traumatische Stress Stoornis (PTSS): Hoewel deze stoornissen vaak apart worden geclassificeerd, hebben ze angst als een belangrijk symptoom en worden ze soms besproken onder de paraplu van angststoornissen.

Oorzaken en risicofactoren

De oorzaken van angststoornissen zijn complex en kunnen een combinatie van genetische, biologische, omgevings- en psychologische factoren omvatten. Traumatische ervaringen, stress, familiegeschiedenis en zelfs bepaalde medische aandoeningen kunnen bijdragen aan de ontwikkeling of verergering van een angststoornis.

Diagnose en behandeling

De diagnose is meestal gebaseerd op een klinische beoordeling door een gespecialiseerde arts of psycholoog en kan worden ondersteund door gestandaardiseerde vragenlijsten. Behandelingsstrategieën variëren afhankelijk van het type angststoornis en de ernst ervan, maar kunnen bestaan uit cognitieve gedragstherapie, medicatie (zoals antidepressiva of anxiolytica) en in sommige gevallen gespecialiseerde therapievormen zoals exposuretherapie.

Zonder de juiste behandeling kunnen angststoornissen het persoonlijke en professionele leven aanzienlijk beïnvloeden. Ze kunnen leiden tot sociaal isolement, problemen op het werk, academische problemen en zelfs lichamelijke gezondheidsproblemen, omdat chronische stress en angst het immuunsysteem kunnen aantasten.

Het is belangrijk om angststoornissen te behandelen als ernstige medische aandoeningen die professionele beoordeling en behandeling vereisen. Met de juiste behandeling kunnen de meeste mensen met angststoornissen een volwaardig en productief leven leiden.

Persoonlijkheidsstoornissen

Persoonlijkheidsstoornissen zijn een klasse van geestesziekten die gekenmerkt worden door hardnekkige gedragspatronen, cognities en interne ervaringen die sterk afwijken van de verwachtingen van de maatschappij. Deze patronen zijn vast en uitgebreid, en leiden in veel gevallen tot beperkingen in sociaal, beroepsmatig of ander belangrijk functioneren. In tegenstelling tot veel andere psychische stoornissen, die episodisch kunnen zijn, zijn persoonlijkheidsstoornissen vaak blijvende aandoeningen die zich meestal manifesteren in de late adolescentie of vroege volwassenheid.

Belangrijkste soorten persoonlijkheidsstoornissen

- Cluster A (excentriek of eigenaardig): Dit omvat de paranoïde, schizoïde en schizotypische persoonlijkheidsstoornis. Personen met deze stoornissen vertonen vaak gedrag dat als vreemd of excentriek wordt beschouwd.
- Cluster B (dramatisch, emotioneel of onvoorspelbaar): Deze omvatten borderline, narcistische, histrionische en antisociale persoonlijkheidsstoornis. Deze stoornissen worden vaak geassocieerd met intense emotionele ervaringen en impulsief gedrag.
- Cluster C (angstig of vreesachtig): Dit omvat de vermijdende, afhankelijke en obsessief-compulsieve persoonlijkheidsstoornis. Mensen met deze stoornissen hebben de neiging om angstig of vreesachtig te zijn in hun interacties met anderen.

Oorzaken en risicofactoren

De precieze oorzaken van persoonlijkheidsstoornissen zijn niet volledig bekend, maar ze zijn waarschijnlijk het resultaat van een combinatie van genetische, biologische en omgevingsfactoren. Trauma's in de kindertijd, familierelaties, sociale omgeving en zelfs de hersenstructuur kunnen een rol spelen.

Sommige onderzoeken suggereren dat een genetische aanleg een rol kan spelen bij de ontwikkeling van persoonlijkheidsstoornissen. Deze genetische vatbaarheid zou gemedieerd kunnen worden door een aantal mechanismen, zoals de regulatie van neurotransmitters die gedrag en emoties beïnvloeden. Maar ook de hersenontwikkeling in de vroege kinderjaren, hormonale invloeden en andere fysiologische aspecten kunnen een rol spelen.

Op psychologisch vlak zijn er verschillende theorieën die de ontwikkeling van persoonlijkheidsstoornissen proberen te verklaren. Eén benadering is de gehechtheidstheorie, die ervan uitgaat dat de kwaliteit van vroege relaties met ouders of andere verzorgers een langdurige invloed heeft op gedrag en emoties. Problematische gehechtheidspatronen in de kindertijd kunnen leiden tot een verstoorde emotionele ontwikkeling en dus tot persoonlijkheidsstoornissen. Traumatische ervaringen, misbruik of verwaarlozing in de kindertijd worden ook vaak in verband gebracht met de ontwikkeling van persoonlijkheidsstoornissen.

Sociale factoren kunnen ook een rol spelen. Deze omvatten bijvoorbeeld de sociaaleconomische status, toegang tot onderwijs en gezondheidszorg, en culturele normen en waarden. In sommige culturen of sociale groepen worden bepaalde gedragingen en houdingen aangemoedigd of getolereerd die in andere als pathologisch worden beschouwd. De sociale omgeving kan ook de perceptie en het beheer van stress beïnvloeden, wat op zijn beurt de ontwikkeling van persoonlijkheidsstoornissen kan beïnvloeden.

Last but not least is het belangrijk om te benadrukken dat deze factoren meestal niet geïsoleerd werken, maar in een complex samenspel op elkaar inwerken. Zo kan genetische vatbaarheid in combinatie met een problematische jeugd en ongunstige sociale omstandigheden het risico op het ontwikkelen van een persoonlijkheidsstoornis aanzienlijk verhogen.

Samengevat zijn de oorzaken van persoonlijkheidsstoornissen multifactorieel en worden ze beïnvloed door een verscheidenheid aan genetische, biologische, psychologische en sociale factoren. Onderzoek op dit gebied is echter nog gaande en er moet nog veel ontdekt worden om een compleet beeld te krijgen van de oorzaken en hun interacties.

Diagnose en behandeling

Persoonlijkheidsstoornissen worden meestal gediagnosticeerd door middel van een uitgebreid klinisch onderzoek, dat interviews en mogelijk gestandaardiseerde vragenlijsten kan omvatten. Behandeling is vaak complex en langdurig en kan bestaan uit psychotherapie (vooral cognitieve gedragstherapie of dialectische gedragstherapie), medicatie en sociale steun. De prognose varieert afhankelijk van het type persoonlijkheidsstoornis en de individuele patiënt.

Persoonlijkheidsstoornissen kunnen aanzienlijke gevolgen hebben voor de kwaliteit van leven, waaronder sociaal isolement, problemen op het werk en een verhoogde kwetsbaarheid voor andere geestelijke gezondheidsproblemen zoals depressie en angststoornissen. Ze kunnen ook in verband worden gebracht met een verhoogd risico op zelfbeschadiging en zelfmoord.

Gezien de ingrijpende impact op het leven van individuen en hun dierbaren, is een vroege diagnose en professionele behandeling van cruciaal belang. Hoewel persoonlijkheidsstoornissen als moeilijk te behandelen worden beschouwd, kunnen veel mensen met de juiste therapie en ondersteuning een functioneel en bevredigend leven leiden.

Autisme spectrum stoornissen

Autismespectrumstoornissen (ASS) zijn neurologische en ontwikkelingsstoornissen die zich voornamelijk manifesteren op het gebied van sociale communicatie en gedrag. Ze vormen een "spectrum" omdat de symptomen en kenmerken kunnen variëren in type en ernst. Mensen met ASS kunnen moeite hebben met het begrijpen van sociale signalen, beperkte interesses en zich herhalende gedragspatronen vertonen. De symptomen verschijnen meestal in de eerste levensjaren en beïnvloeden het dagelijks functioneren.

Belangrijkste kenmerken van ASS

- Sociale communicatie: Problemen met interactie met anderen, waaronder problemen met oogcontact maken, lichaamstaal begrijpen en relaties opbouwen.
- Repetitief gedrag: Neiging om stereotype bewegingen te maken of voorwerpen te gebruiken, sterke voorkeur voor routines en tegenzin om dagelijkse routines te veranderen.
- Beperkte interesses: Vaak intense fascinatie voor zeer specifieke onderwerpen of activiteiten, soms ten koste van andere algemene interesses of activiteiten.

Oorzaken en risicofactoren

De oorzaken van autismespectrumstoornissen (ASS) worden nog niet volledig begrepen en zijn momenteel het onderwerp van intensief onderzoek. Net als persoonlijkheidsstoornissen is ASS een complexe neurologische ontwikkelingsstoornis die waarschijnlijk wordt beïnvloed door een combinatie van genetische, biologische en omgevingsfactoren.

Genetische factoren spelen een belangrijke rol bij de ontwikkeling van ASS. Er zijn verschillende genen geïdentificeerd die het risico op het ontwikkelen van de stoornis kunnen verhogen. Deze genen zijn vaak betrokken bij de ontwikkeling en functie van het zenuwstelsel. In sommige gevallen kunnen zeldzame genetische mutaties of chromosomale afwijkingen ook een rol spelen. Het is echter belangrijk om te benadrukken dat niet één enkel gen verantwoordelijk is voor autisme, maar dat het waarschijnlijk een combinatie van genen is die het risico verhoogt.

Biologische factoren zoals veranderingen in de structuur of functie van de hersenen kunnen ook een rol spelen. Sommige onderzoeken hebben verschillen gevonden in de hersenen van mensen met ASS in vergelijking met mensen zonder de stoornis, hoewel de precieze mechanismen die tot deze verschillen leiden nog niet volledig worden begrepen.

Omgevingsfactoren zijn een ander belangrijk onderzoeksgebied. Sommige studies hebben gewezen op mogelijke risicofactoren zoals blootstelling aan bepaalde chemische stoffen tijdens de zwangerschap, complicaties bij de geboorte of een hoge leeftijd van de moeder. Het is echter onduidelijk hoe deze factoren precies het risico op het ontwikkelen van ASS beïnvloeden en of ze onafhankelijk of in combinatie met genetische factoren werken.

Op het gebied van psychosociale factoren heeft de wetenschap veel afstand genomen van de achterhaalde en ontkrachte theorie dat de "coole" of "afstandelijke" opvoedingsstijl van een ouder autisme zou kunnen veroorzaken. Het huidige onderzoek richt zich meer op objectieve biologische en genetische factoren. Er is ook enige discussie over de invloed van voeding, darmgezondheid en het immuunsysteem op ASS, maar het bewijs op deze gebieden is nog niet voldoende om concrete conclusies te trekken.

Samengevat is de etiologie van autismespectrumstoornissen complex en niet volledig begrepen. Het is waarschijnlijk dat een overlap van genetische, biologische en omgevingsfactoren bijdraagt aan de ontwikkeling van de stoornis. Onderzoek op dit gebied is actief en in voortdurende ontwikkeling, met als doel een beter begrip van de oorzaken te ontwikkelen en daarmee verbeterde diagnostische en behandelingsmogelijkheden.

Diagnose en behandeling

De diagnose wordt meestal gesteld door middel van een uitgebreide beoordeling, die gesprekken met ouders, gedragsobservaties en gestandaardiseerde tests kan omvatten. Er bestaat geen "genezing" voor ASS, maar er zijn verschillende therapeutische benaderingen die kunnen helpen om de symptomen te beheersen en de kwaliteit van leven te verbeteren. Deze kunnen bestaan uit gedragstherapie, logopedie en ergotherapie, en soms medicatie om begeleidende symptomen zoals angst- of aandachtsproblemen te behandelen.

De gevolgen van ASS kunnen variëren van mild tot ernstig. Sommige mensen kunnen een grotendeels onafhankelijk leven leiden, terwijl anderen voortdurende ondersteuning nodig kunnen hebben in verschillende aspecten van het leven. Het is ook belangrijk om te weten dat veel mensen met ASS speciale talenten en vaardigheden hebben en, met de juiste ondersteuning en mogelijkheden, een waardevolle bijdrage kunnen leveren aan de maatschappij.

De behandeling en ondersteuning van mensen met ASS vereist een interdisciplinaire aanpak die is afgestemd op de behoeften van het individu. Vroegtijdige interventies zijn bijzonder effectief gebleken en kunnen de prognose aanzienlijk verbeteren.

Verslavingsstoornissen

Verslavingsstoornissen, ook bekend als middelengerelateerde stoornissen, zijn complexe geestelijke gezondheidsproblemen die worden gekenmerkt door een dwangmatig, oncontroleerbaar verlangen naar een stof of gedrag, ondanks negatieve gevolgen. Ze kunnen zowel lichamelijke als psychologische verslavingen omvatten en betrekking hebben op verschillende stoffen zoals alcohol, tabak, drugs, maar ook gedragingen zoals gokken, eten en zelfs internetgebruik.

Belangrijkste kenmerken van verslavingsstoornissen

- Controleverlies: onvermogen om het middelengebruik of gedrag te stoppen of onder controle te houden.
- Ontwikkeling van tolerantie: Een behoefte aan steeds grotere hoeveelheden van de stof om het gewenste effect te bereiken, of een aanzienlijk verminderd effect bij dezelfde dosis.

- Ontwenningsverschijnselen: Fysieke of psychologische symptomen die optreden wanneer het gebruik van de stof wordt verminderd of gestopt.
- Verwaarlozing van andere gebieden van het leven: bijvoorbeeld sociale activiteiten, werk of school.

Oorzaken en risicofactoren

Verslavingsstoornissen zijn het resultaat van een samenspel van verschillende factoren. Het is moeilijk om één enkele oorzaak van verslavingsstoornissen aan te wijzen, omdat elk van deze factoren alleen of in combinatie kan bijdragen aan de ontwikkeling van verslaving.

Biologische factoren kunnen een belangrijke rol spelen bij de ontwikkeling van verslavingsstoornissen. Een onbalans van neurotransmitters in de hersenen kan de neiging tot verslavingsgedrag vergroten. Sommige mensen hebben ook een genetische aanleg voor verslaving, zoals studies van tweeling- en adoptiekinderen aantonen. Deze genetische aanleg kan het risico op verslaving vergroten, vooral als dit gepaard gaat met andere risicofactoren. Stoornissen in het beloningssysteem van de hersenen kunnen ook leiden tot verslavingen, omdat stoffen of gedragingen die het beloningssysteem stimuleren een sterke aantrekkingskracht kunnen hebben.

Psychologische factoren zijn ook cruciaal. Stress, trauma's en andere psychologische problemen kunnen dienen als triggers of versterkers van verslavingsgedrag. Vaak wordt de stof of het gedrag gebruikt als een copingmechanisme om onaangename emoties of omstandigheden te verlichten. Daarnaast kunnen persoonlijkheidskenmerken zoals impulsiviteit, de behoefte aan onmiddellijke bevrediging of een laag gevoel van eigenwaarde bijdragen aan de ontwikkeling van verslaving.

Sociale factoren hebben ook een grote invloed. De sociale context waarin iemand leeft, waaronder familie, vrienden en algemene levensomstandigheden, kan het risico op het ontwikkelen van een verslavingsstoornis vergroten of verkleinen. Sociaal isolement, armoede, gebrek aan opleiding of leven in een omgeving waar verslavende middelen gemakkelijk verkrijgbaar zijn, zijn enkele van de factoren die het risico kunnen verhogen. Aan de andere kant kan een stabiele, ondersteunende sociale omgeving werken als een buffer tegen de ontwikkeling van verslavingsstoornissen.

Culturele en maatschappelijke factoren spelen ook een rol. Culturele normen en houdingen kunnen van invloed zijn op de perceptie en het gebruik van mogelijk verslavende middelen of gedragingen. In sommige culturen of gemeenschappen kan het gebruik van bepaalde stoffen algemeen aanvaard of zelfs aangemoedigd worden, wat het risico op verslavingsstoornissen kan verhogen.

Het is belangrijk om te benadrukken dat deze factoren vaak niet los van elkaar werken. Het is eerder het complexe samenspel van deze verschillende beïnvloedende variabelen dat de ontwikkeling van een verslavingsziekte beïnvloedt. De complexiteit van de oorzaken vereist daarom ook een multidisciplinaire aanpak van de preventie en behandeling van verslavingsstoornissen.

Diagnose en behandeling

De diagnose van een verslavingsstoornis wordt meestal gesteld door middel van een uitgebreid klinisch onderzoek dat interviews, medische tests en soms gestandaardiseerde vragenlijsten omvat. De behandeling kan bestaan uit een combinatie van medicamenteuze therapie, psychotherapeutische procedures en zelfhulpgroepen. Vanwege de complexe aard van de ziekte is vaak een multidisciplinaire aanpak nodig.

Onbehandelde verslavingen kunnen leiden tot een verscheidenheid aan gezondheids-, sociale en economische problemen, waaronder ziekte, verlies van werk en desintegratie van gezinsstructuren. Daarnaast worden ze vaak in verband gebracht met een verhoogd risico op comorbiditeiten met de geestelijke gezondheid, zoals depressie en angststoornissen, evenals een verhoogd risico op vroegtijdig overlijden.

Het begrijpen van de complexe aard van verslavingsstoornissen is cruciaal voor het ontwikkelen van effectieve behandelplannen en het bieden van de nodige ondersteuning. Met de juiste behandeling en ondersteuning is het voor veel mensen mogelijk om de cyclus van verslaving te doorbreken en een volwaardiger, gezonder leven te leiden.

Obsessieve-compulsieve stoornis

Obsessief-compulsieve stoornis (OCD) is een psychische aandoening die wordt gekenmerkt door terugkerende, ongewenste gedachten (compulsies) en/of zich herhalende gedragingen of mentale handelingen (compulsies). Deze symptomen zijn meestal tijdrovend en veroorzaken aanzienlijke stress of beperkingen in het dagelijks leven.

Belangrijkste kenmerken van obsessieve-compulsieve stoornis

- Obsessies: Ongewenste en opdringerige gedachten, beelden of impulsen die herhaaldelijk voorkomen en angst of ongemak veroorzaken.
- Compulsies: Herhaald gedrag of mentale handelingen die iemand uitvoert om de obsessies te neutraliseren of de angst te verminderen. Dit kunnen handelingen zijn zoals handen wassen, tellen of controleren.
- Stoornis: De dwanghandelingen en/of compulsies zijn tijdrovend en interfereren met normale routine, beroepsactiviteiten of sociale relaties.

Oorzaken en risicofactoren

De ontwikkeling van OCD is een proces dat door verschillende factoren wordt beïnvloed. Net als bij andere psychische aandoeningen is het moeilijk om één enkele oorzaak van OCD aan te wijzen. In plaats daarvan zijn vaak verschillende factoren betrokken

Biologische factoren worden beschouwd als een essentieel element in het ontwikkelingsproces van OCD. Studies hebben gewezen op bepaalde onregelmatigheden in de structuur en functie van de hersenen, vooral in de gebieden die verantwoordelijk zijn voor het uitvoeren van routinetaken en het verwerken van angst. Afwijkingen in het neurotransmittersysteem, vooral het serotonerge systeem, worden ook besproken als mogelijke oorzaken.

Genetische aanleg is een andere factor die het risico op het ontwikkelen van OCD kan verhogen. Mensen met een familiegeschiedenis van OCD hebben een verhoogd risico om de stoornis zelf te ontwikkelen. Hoewel de precieze aard van de genetische factoren nog niet volledig bekend is, zijn er aanwijzingen dat bepaalde genen die betrokken zijn bij de regulatie van stress en angst een rol kunnen spelen.

Psychologische factoren en levenservaringen zijn ook belangrijk. Traumatische ervaringen, vooral in de kindertijd, en hoge stressniveaus kunnen dienen als triggers of versterkers voor de symptomen van OCD. De manier waarop iemand omgaat met stress en angst kan ook een risicofactor zijn. Sommige theorieën suggereren dat dwangmatig gedrag dient als een copingmechanisme voor overmatige angst.

Sociale en omgevingsfactoren kunnen ook het risico op het ontwikkelen van OCD beïnvloeden. Deze omvatten familiedynamiek, opvoedingsstijl en sociale omgeving. Vooral een te kritische of controlerende opvoedingsstijl is geïdentificeerd als een potentiële risicofactor. Sociaal isolement of het ontbreken van een ondersteunend sociaal netwerk kan de symptomen verergeren.

Cognitieve theorieën suggereren dat vervormde overtuigingen en denkpatronen, zoals extreme claims van perfectionisme of het overdreven belang dat gehecht wordt aan bepaalde gedachten of handelingen, kunnen bijdragen aan het in stand houden van de stoornis.

Over het geheel genomen is de etiologie van OCD complex en is het waarschijnlijk dat de interactie van verschillende van deze factoren verantwoordelijk is voor de ontwikkeling en instandhouding van de stoornis.

Diagnose en behandeling

De diagnose OCD wordt meestal gesteld aan de hand van een uitgebreid klinisch onderzoek. Dit kan interviews, zelfrapportage vragenlijsten en soms neuropsychologische testen omvatten. De behandeling is meestal gericht op het verminderen van de symptomen en het verbeteren van de levenskwaliteit. Dit kan worden bereikt door cognitieve gedragstherapie (CGT), medicatie zoals selectieve serotonine heropnameremmers (SSRI's) of een combinatie van beide.

Zonder behandeling kan OCD chronisch zijn en alle aspecten van het leven negatief beïnvloeden, inclusief werk, opleiding en relaties. Met de juiste behandeling kunnen veel mensen met OCD echter een bevredigend leven leiden. Het is belangrijk om in een vroeg stadium een diagnose te stellen en een behandeling te ondergaan, omdat dit de prognose aanzienlijk kan verbeteren.

De behandeling van OCD vereist vaak een geïndividualiseerde aanpak die rekening houdt met de specifieke symptomen, de ernst van de stoornis en de individuele behoeften van de betrokken persoon. Ondersteunende therapieën en de betrokkenheid van de familie als ondersteunend netwerk kunnen een belangrijke rol spelen.

Schizofrenie en andere psychotische stoornissen

Schizofrenie is een ernstige psychische stoornis die invloed heeft op de waarneming, het denken, de emoties en het gedrag. Het behoort tot een categorie stoornissen die gewoonlijk psychotische stoornissen worden genoemd, waarbij de realiteitstoetsing verstoord is. Naast schizofrenie omvat het ook schizoaffectieve stoornis, schizotypische persoonlijkheidsstoornis en kortdurende psychotische stoornis.

Belangrijkste kenmerken van schizofrenie en andere psychotische stoornissen

- Wanen: Valse overtuigingen die worden vastgehouden, zelfs als ze door de werkelijkheid worden weerlegd.
- Hallucinaties: Waarnemingen zoals dingen horen, zien of voelen die er niet echt zijn.
- Gestoord denken: onsamenhangende of verwarde gedachten, problemen met concentratie en logisch denken.
- Negatieve symptomen: verminderde emotionele expressiviteit, apathie, lusteloosheid en sociale terugtrekking.

Oorzaken en risicofactoren

De oorzaken van schizofrenie zijn nog steeds niet duidelijk, maar over het algemeen wordt aangenomen dat ze het resultaat zijn van een samenspel van biologische, psychologische en sociale factoren. Deze complexiteit maakt het moeilijk om enkelvoudige, duidelijk gedefinieerde oorzaken voor de stoornis aan te wijzen.

Biologische factoren staan centraal in het onderzoek naar de oorzaken van schizofrenie. Bijzondere aandacht wordt besteed aan het dopaminesysteem in de hersenen. Een disbalans van deze neurotransmitter wordt vaak in verband gebracht met de symptomen van schizofrenie. Andere neurotransmitters zoals serotonine en glutamaat kunnen ook een rol spelen. Daarnaast zijn er aanwijzingen dat structurele afwijkingen in de hersenen, met name in de gebieden die verantwoordelijk zijn voor de verwerking van emoties en cognitie, een rol kunnen spelen.

Genetische factoren kunnen ook een belangrijke rol spelen bij de ontwikkeling van de ziekte. Studies van eeneiige tweelingen en families waarin schizofrenie voorkomt suggereren een genetische aanleg. Het is echter onwaarschijnlijk dat één enkel gen verantwoordelijk is voor de ontwikkeling van de ziekte; eerder lijkt een samenspel van verschillende genen betrokken te zijn.

Psychologische factoren en levensgebeurtenissen kunnen dienen als triggers of katalysatoren voor de manifestatie van de ziekte. Hoewel ze op zichzelf meestal niet voldoende zijn om schizofrenie te veroorzaken, kunnen stress, trauma en andere stressvolle levensomstandigheden de kwetsbaarheid voor de ziekte vergroten, vooral bij personen met een genetische aanleg.

Sociale en omgevingsfactoren worden ook onderzocht. Deze omvatten aspecten zoals sociaaleconomische status, opleiding, werkloosheid, sociaal isolement en stedelijk wonen. Sommige onderzoeken suggereren dat mensen die opgroeien of wonen in een stedelijke omgeving een hoger risico lopen op schizofrenie. Hoewel het exacte mechanisme onduidelijk is, wordt gedacht dat stressoren die samenhangen met het leven in de stad het risico kunnen verhogen.

Andere risicofactoren zijn prenatale blootstelling aan infecties, ondervoeding of stress tijdens de zwangerschap van de moeder. Het geboorteproces, vooral complicaties zoals zuurstoftekort, kan ook een risicofactor zijn.

Er zijn aanwijzingen dat het gebruik van bepaalde drugs, met name cannabis, het risico op het ontwikkelen van schizofrenie kan verhogen, maar het is belangrijk om te benadrukken dat drugsgebruik alleen meestal niet voldoende is om schizofrenie te 'veroorzaken'. In plaats daarvan kan het fungeren als een versnellende of verergerende factor in een al bestaand risicoprofiel. Sommige onderzoeken hebben echter een verband gevonden tussen cannabisgebruik en het begin van schizofreniesymptomen, vooral bij adolescenten en jongvolwassenen. Er wordt aangenomen dat cannabis, vooral THC-rijke soorten, de dopamineregulatie in de hersenen kan verstoren. Aangezien dopamine een neurotransmitter is die betrokken is bij de ontwikkeling van schizofrenie, zou dit effect het risico op het ontwikkelen van de ziekte kunnen verhogen.

Het is echter belangrijk om te kijken naar de richting van de causaliteit. Sommige onderzoekers beweren dat personen met een bestaande kwetsbaarheid voor schizofrenie eerder geneigd zijn om drugs te gebruiken en dat drugsgebruik dan de symptomen zou kunnen verergeren. In dergelijke gevallen zou drugsgebruik eerder een symptoom zijn dan een oorzaak van de stoornis.

Naast cannabis kunnen ook andere stoffen zoals amfetaminen of hallucinogenen het risico op schizofrene symptomen verhogen. Deze drugs beïnvloeden ook het dopaminesysteem en kunnen als triggers werken bij mensen met een genetische of omgevingsgevoeligheid voor schizofrenie.

Het is ook belangrijk om onderscheid te maken tussen echte schizofrenie en een door drugs veroorzaakte psychose. Hoewel de symptomen van beide aandoeningen vergelijkbaar kunnen zijn, is een door drugs veroorzaakte psychose meestal tijdelijk en verbetert deze nadat de effecten van de drug zijn uitgewerkt en de stof uit het systeem is verwijderd.

Schizofrenie is een langdurige, vaak levenslange aandoening die voortdurend behandeld moet worden. De complexiteit van de mogelijke oorzaken van schizofrenie betekent dat geen enkele factor als enige oorzaak kan worden beschouwd. In plaats daarvan is het de interactie van deze meerdere risicofactoren die bijdraagt aan de ontwikkeling van de ziekte. Deze complexiteit maakt de preventie en behandeling van schizofrenie uitdagend en vereist een multidisciplinaire aanpak die zowel farmacologische als psychosociale therapeutische strategieën omvat.

Diagnose en behandeling

De diagnose is meestal gebaseerd op een grondige klinische beoordeling, die psychiatrische interviews en observaties kan omvatten, en soms beeldvormings- en laboratoriumtests. De behandeling bestaat vaak uit een combinatie van antipsychotische medicatie en psychosociale therapieën zoals cognitieve gedragstherapie, gezinstherapie en beroepsrevalidatie.

Als schizofrenie en andere psychotische stoornissen onbehandeld blijven, kunnen ze leiden tot ernstige beperkingen op alle gebieden van het leven, waaronder werk, onderwijs en sociale relaties. Ze worden ook geassocieerd met een verhoogd risico op verdere mentale en fysieke gezondheidsproblemen en een vroegtijdige dood, vaak door zelfmoord.

Een vroege diagnose en behandeling zijn cruciaal om de prognose te verbeteren. Hoewel de symptomen in veel gevallen niet volledig verdwijnen, stelt een effectieve behandeling veel patiënten in staat om een relatief normaal en productief leven te leiden. Het is ook belangrijk dat zowel patiënten als hun familie voldoende onderwijs en ondersteuning krijgen om beter met de uitdagingen van deze complexe aandoeningen om te kunnen gaan.

Eetstoornissen

Eetstoornissen zijn psychische aandoeningen die worden gekenmerkt door ongeordend eetgedrag en een buitensporige preoccupatie met lichaamsgewicht, vorm en voedselinname. De bekendste vormen zijn anorexia nervosa, boulimia nervosa en eetbuienstoornis.

Belangrijkste kenmerken van eetstoornissen

- Anorexia nervosa: Extreme beperking van de voedselinname, overmatige angst om aan te komen en een vervormd lichaamsbeeld waardoor de patiënt zichzelf als te zwaar ziet, zelfs als hij ernstig ondergewicht heeft.
- Boulimia nervosa: Herhaalde episodes van "eetbuien" gevolgd door gedrag zoals braken, overmatig sporten of het gebruik van laxeermiddelen om gewichtstoename te voorkomen.
- Eetbuistoornis: Net als bij boulimia treden eetbuien op, maar compenserende gedragingen zoals braken of overmatig sporten ontbreken.

Oorzaken en risicofactoren

De precieze oorzaken worden niet volledig begrepen. Aangezien eetstoornissen verschillende vormen kunnen aannemen, kunnen de specifieke uitlokkende factoren van geval tot geval verschillen.

Onderzoek heeft aangetoond dat genetische factoren een rol kunnen spelen bij de vatbaarheid voor eetstoornissen. Veranderingen of onevenwichtigheden in bepaalde neurotransmitters die eetgedrag en emotioneel welzijn beïnvloeden, kunnen ook een rol spelen. Het is echter onwaarschijnlijk dat biologische factoren alleen voldoende zijn om een eetstoornis te veroorzaken.

Emotionele toestanden zoals depressie, angst en een laag zelfbeeld worden vaak in verband gebracht met eetstoornissen. Sommige mensen gebruiken eten of het vermijden van voedsel als een mechanisme om met stress, emotionele problemen of onzekerheid om te gaan. Cognitieve vervormingen, zoals overmatige bezorgdheid over lichaamsbeeld en gewicht, kunnen ook een rol spelen.

De sociale omgeving en culturele normen kunnen een belangrijke invloed hebben op het zelfbeeld en de houding ten opzichte van eten. Media die onrealistische schoonheidsidealen uitdragen en sociale druk om aan een bepaald lichaamsbeeld te voldoen, kunnen het risico op het ontwikkelen van een eetstoornis vergroten. De familie en directe sociale omgeving kunnen ook van invloed zijn, vooral als ze te veel waarde hechten aan uiterlijk, gewicht of atletische prestaties.

Een familiegeschiedenis van eetstoornissen, psychische aandoeningen of verslaving kan het risico verhogen. Opvoedingsstijlen die controle en perfectionisme bevorderen kunnen ook bijdragen aan eetstoornissen. Daarnaast kan een gebrek aan emotionele steun of de aanwezigheid van emotioneel misbruik in het gezin een risicofactor zijn.

Stressvolle of traumatische gebeurtenissen in het leven, zoals het verlies van een dierbare, mishandeling of scheiding, kunnen de aanleiding vormen voor eetstoornissen. Dergelijke gebeurtenissen kunnen bestaande psychologische of emotionele problemen verergeren, die vervolgens worden "verwerkt" door verstoord eetgedrag.

In veel gevallen komen eetstoornissen samen voor met andere psychische stoornissen zoals depressie, angststoornissen of obsessieve-compulsieve stoornissen, wat de behandeling complexer kan maken.

Diagnose en behandeling

De diagnose eetstoornis wordt meestal gesteld na een grondig medisch en psychologisch onderzoek. Dit kan een lichamelijk onderzoek, bloedtesten en interviews omvatten. De behandeling is meestal multidisciplinair en kan bestaan uit psychotherapie, medische zorg, voedingsadviezen en medicatie. Cognitieve gedragstherapie (CGT) is bijzonder effectief gebleken.

Zonder behandeling kunnen eetstoornissen leiden tot ernstige gezondheidsproblemen, waaronder hart- en vaatziekten, nierfalen en osteoporose. Psychologisch kunnen ze leiden tot depressie, angststoornissen en een verhoogd risico op zelfmoord. Met de juiste behandeling verbetert de prognose echter aanzienlijk.

Het is cruciaal om in een vroeg stadium professionele hulp te zoeken om de ernstige fysieke en emotionele risico's tot een minimum te beperken. Familieleden kunnen een belangrijke rol spelen bij het herkennen van de symptomen en het bevorderen van een vroegtijdige behandeling. Een vroege diagnose en een uitgebreide behandeling verbeteren de kans op een succesvol herstel aanzienlijk.

Posttraumatische stressstoornis (PTSS)

Posttraumatische stressstoornis (PTSS) is een psychische aandoening die kan optreden na een directe of indirecte confrontatie met een traumatische gebeurtenis. Zulke gebeurtenissen kunnen seksueel geweld, oorlogservaringen, natuurrampen of ernstige ongelukken zijn. PTSS wordt gekenmerkt door symptomen zoals aanhoudende en indringende herinneringen aan het trauma, vermijding van stimuli die herinneren aan de gebeurtenis en een verhoogde psychologische en fysieke reactiviteit.

Belangrijkste kenmerken van PTSS

- Indringende symptomen: Terugkerende gedachten, flashbacks en nachtmerries die verband houden met de traumatische gebeurtenis.
- Vermijding en gevoelloosheid: Het verlangen om plaatsen, mensen en activiteiten te vermijden die je aan het trauma zouden kunnen herinneren, evenals emotionele gevoelloosheid en vervreemding van anderen.
- Verhoogde arousal: slaapstoornissen, prikkelbaarheid, woede-uitbarstingen, hypervigilantie en overmatig schrikken.

Oorzaken en risicofactoren

Een posttraumatische stressstoornis (PTSS) wordt meestal veroorzaakt door het meemaken of meemaken van een traumatische gebeurtenis die een ernstige bedreiging vormt voor iemands leven, lichamelijke integriteit of geestelijke gezondheid. Dergelijke gebeurtenissen kunnen zeer divers zijn en variëren van natuurrampen en oorlogen tot persoonlijk misbruik en geweld. Het is belangrijk om te benadrukken dat niet iedereen die een traumatische gebeurtenis meemaakt, PTSS ontwikkelt. De ontwikkeling van de stoornis hangt af van een aantal risicofactoren en individuele variabelen.

De basis voor de ontwikkeling van PTSS is de ervaring van een traumatische gebeurtenis. Dit kunnen ervaringen zijn van oorlog, ernstige ongelukken, geweld, misbruik, verkrachting of andere vormen van persoonlijk letsel. Getuige zijn van een dergelijke gebeurtenis of herhaaldelijke blootstelling aan details van traumatische incidenten (zoals het geval kan zijn bij reddingswerkers) kan ook leiden tot PTSS.

Mensen met een voorgeschiedenis van psychische aandoeningen zoals angststoornissen of depressie kunnen vatbaarder zijn voor het ontwikkelen van PTSS. Persoonlijkheidskenmerken, copingstrategieën en algehele psychologische veerkracht spelen ook een rol. Onderzoek heeft aangetoond dat genetische factoren en onbalans in neurotransmitters (vooral in het serotoninesysteem) kunnen bijdragen aan de kwetsbaarheid voor PTSS. Veranderingen in de structuur en functie van hersengebieden die verantwoordelijk zijn voor stressmanagement en geheugenverwerking zijn ook interessant.

Steun uit de sociale omgeving kan een grote invloed hebben op de kans om PTSS te ontwikkelen. Gebrek aan sociale steun, stigmatisering en sociaal isolement kunnen de symptomen verergeren. Levensomstandigheden zoals armoede of herhaalde blootstelling aan trauma kunnen ook als risicofactoren dienen.

Vrouwen lopen een groter risico op het ontwikkelen van PTSS dan mannen, hoewel de redenen hiervoor nog niet volledig worden begrepen. Kinderen en ouderen kunnen ook kwetsbaarder zijn voor PTSS, mogelijk vanwege een lagere psychologische veerkracht of bijzondere levensomstandigheden.

Culturele normen en geloofssystemen kunnen invloed hebben op de manier waarop trauma wordt waargenomen, ervaren en verwerkt. In sommige culturen kan het taboe zijn om over traumatische ervaringen te praten, wat de behandeling en het herstel kan bemoeilijken. Het is de combinatie van deze factoren die bepaalt of iemand PTSS ontwikkelt na een traumatische gebeurtenis.

Diagnose en behandeling

De diagnose wordt gesteld door middel van een diepgaand klinisch onderzoek, waarbij meestal interviews en gestandaardiseerde vragenlijsten worden afgenomen. Behandelingsopties voor PTSS omvatten psychotherapeutische benaderingen zoals traumagerichte cognitieve gedragstherapie en Eye Movement Desensitisation and Reprocessing (EMDR), maar ook medicatie zoals antidepressiva.

Als PTSS onbehandeld blijft, kan het leiden tot chronische stress, een verhoogd risico op andere psychische aandoeningen, beroepsproblemen en moeilijkheden in sociale en familierelaties. Met de juiste behandeling kunnen veel mensen met PTSS echter symptoomvrij worden of op zijn minst een aanzienlijke verbetering van hun symptomen ervaren.

Gezien de complexiteit van PTSS is het essentieel dat zowel patiënten als hun familie toegang hebben tot uitgebreide informatie en ondersteuning. Inzicht in de aandoening en de behandelingsmogelijkheden is essentieel voor het bevorderen van herstel en het verbeteren van de kwaliteit van leven voor alle betrokkenen.

Symptomen en diagnose

De symptomen van psychische aandoeningen zijn om verschillende redenen vaak moeilijk te herkennen. Een van de belangrijkste is de aard van de symptomen zelf. In tegenstelling tot veel lichamelijke ziekten, waar objectieve tests of beeldvormingstechnieken duidelijke resultaten kunnen opleveren, is de diagnose van psychische aandoeningen meestal gebaseerd op subjectieve rapporten en observaties. Symptomen zijn vaak geïnternaliseerd en manifesteren zich in emoties, gedachten of gedragingen die van buitenaf niet gemakkelijk zichtbaar zijn.

Een andere factor is de grote variabiliteit van de symptomen. Eén en dezelfde mentale ziekte kan zich bij verschillende mensen heel verschillend manifesteren. Bovendien kunnen veel mentale symptomen verward worden met normale emotionele toestanden of levensfasen. Aanhoudend verdriet kan bijvoorbeeld geïnterpreteerd worden als een normale reactie op een levenscrisis, terwijl het in feite een teken kan zijn van een ernstige depressie.

Stigmatisering van psychische aandoeningen speelt ook een rol. Veel mensen praten niet graag over hun psychische problemen of zoeken geen professionele hulp uit angst voor discriminatie of onbegrip. Dit kan ertoe leiden dat symptomen worden genegeerd of geminimaliseerd, wat erkenning nog moeilijker maakt.

Sociale en culturele contexten beïnvloeden ook de herkenning van symptomen. In sommige culturen of gemeenschappen worden bepaalde symptomen niet gezien als tekenen van een stoornis, maar als karaktertrekken of tijdelijke omstandigheden. Dit kan zowel patiënten als zorgverleners ervan weerhouden om symptomen te herkennen als onderdeel van een ernstigere psychische stoornis.

De complexiteit en interactie van comorbiditeiten, d.w.z. de gelijktijdige aanwezigheid van meer dan één psychische of lichamelijke ziekte, kan de diagnose nog ingewikkelder maken. Symptomen kunnen elkaar overlappen of maskeren, waardoor het voor artsen en therapeuten moeilijk wordt om de onderliggende stoornis duidelijk te identificeren.

Tot slot kunnen systemische factoren zoals tijdgebrek, schaarse middelen of een gebrek aan expertise in het gezondheidssysteem er ook toe bijdragen dat symptomen van psychische aandoeningen onopgemerkt blijven of verkeerd worden geïnterpreteerd en dat het soms jaren duurt voordat de juiste diagnose wordt gesteld.

Vroegtijdige waarschuwingssignalen

Vroegtijdige waarschuwingssignalen van psychische aandoeningen kunnen talrijk zijn en variëren afhankelijk van de ziekte. In het algemeen moet je letten op gedragsveranderingen, emotionele schommelingen en lichamelijke symptomen die sterk afwijken van de

80

eerdere norm en de levenskwaliteit beïnvloeden. Hier zijn enkele veelvoorkomende vroegtijdige waarschuwingssignalen:

- Emotionele veranderingen: Plotselinge stemmingswisselingen, aanhoudend verdriet, verhoogde prikkelbaarheid of onverklaarbare angst.
- Cognitieve veranderingen: Moeite met denken, concentreren of onthouden, verwarde denkprocessen of plotselinge dalingen in academische of werkprestaties.
- Gedragsveranderingen: Sociale terugtrekking, verwaarlozing van persoonlijke hygiëne, plotselinge desinteresse in activiteiten of hobby's die voorheen belangrijk werden gevonden.
- Lichamelijke symptomen: onduidelijke pijn, slaapstoornissen, veranderingen in eetlust of aanzienlijke gewichtstoename/-verlies die niet door andere factoren kan worden verklaard.
- Je overweldigd voelen: een aanhoudend gevoel van overweldigd zijn of niet in staat zijn om te gaan met alledaagse taken kan ook een teken zijn.
- Risicovol gedrag: Toename van risicovol gedrag zoals overmatig alcohol- of drugsgebruik, impulsieve of roekeloze acties.
- Zelfbeschadigend gedrag of zelfmoordgedachten: Elke vorm van zelfbeschadigend gedrag of zelfmoordgedachten zijn ernstige tekenen en vereisen onmiddellijke professionele hulp.

81

Het is belangrijk om te benadrukken dat de aanwezigheid van een of meer van deze symptomen niet noodzakelijkerwijs duidt op een psychische aandoening, maar het zijn aanwijzingen die verder onderzoek rechtvaardigen. Als dergelijke symptomen worden opgemerkt, is het raadzaam om professionele hulp te zoeken voor een grondige diagnose en, indien nodig, een passend behandelplan.

Vroege opsporing en interventie kunnen het verloop van veel psychische aandoeningen positief beïnvloeden. Steun van familieleden bij het opmerken van deze vroege waarschuwingssignalen en het zoeken van professionele hulp kan cruciaal zijn.

Diagnostische criteria

Diagnostische criteria zijn systematische richtlijnen die door professionals in de gezondheidszorg worden gebruikt om de aan- of afwezigheid van een bepaalde stoornis vast te stellen. In de psychiatrie worden deze criteria vaak beschreven in gestandaardiseerde handboeken zoals de Diagnostic and Statistical Manual of Mental Disorders (DSM-5) of de International Classification of Diseases (ICD-11).

Vaak worden in diagnostische criteria specifieke hoofdsymptomen van een ziekte genoemd, waarvan een bepaald aantal aanwezig moet zijn om een diagnose te stellen. Soms zijn er ook secundaire symptomen die in aanmerking kunnen komen voor de diagnose, maar die niet verplicht zijn. Veel psychische aandoeningen vereisen dat de symptomen een bepaalde duur aanhouden om als chronisch of klinisch significant beschouwd te worden. Een belangrijk aspect in veel diagnostische criteria is de mate waarin de symptomen interfereren met het vermogen van de persoon om te functioneren in het dagelijks leven.

Het is ook belangrijk om er zeker van te zijn dat de symptomen niet beter verklaard kunnen worden door een andere medische aandoening, door drugs- of medicijnmisbruik of door een andere mentale stoornis.

Een nauwkeurige diagnose is cruciaal voor het ontwikkelen van een effectief behandelplan. Het stelt de behandelende artsen in staat om de meest geschikte behandelopties te selecteren die voldoen aan de specifieke behoeften van de patiënt.

Familieleden kunnen een belangrijke rol spelen in het diagnostische proces door aanvullende informatie over de patiënt te geven die ze zelf misschien niet kunnen of willen geven. Hun inbreng kan vooral nuttig zijn bij het beoordelen van de duur en ernst van de symptomen en de invloed ervan op het dagelijks leven.

Door de diagnostische criteria en het diagnostische proces te begrijpen, kunnen familieleden effectievere steun bieden. Ze kunnen de patiënt ook aanmoedigen om professionele hulp te zoeken en deel te nemen aan het behandelplan.

Diagnostische procedure

Diagnostische procedures voor psychische aandoeningen zijn meestal meerlagig en integreren een verscheidenheid aan informatiebronnen om een uitgebreid beeld te geven van de symptomen, het gedrag en het niveau van functioneren van een patiënt.

Klinische interviews zijn vaak de eerste stap in het diagnostische proces. Een getrainde specialist of psycholoog voert een diepte-interview met de patiënt om inzicht te krijgen in zijn symptomen, levensgeschiedenis en huidige omstandigheden. Vaak wordt een gestructureerd of semigestructureerd interview gebruikt om systematisch informatie te verzamelen die relevant is voor een diagnose.

Vragenlijsten en zelfrapportages worden vaak gebruikt om specifieke symptomen of gedragingen te kwantificeren. Ze kunnen waardevolle gegevens opleveren als aanvulling op het klinische interview.

Afhankelijk van de vermoedelijke diagnose kunnen specifieke psychologische tests worden uitgevoerd. Deze tests kunnen cognitieve functies, persoonlijkheidskenmerken of specifieke gedragspatronen beoordelen en zijn vaak gestandaardiseerd om een objectievere meting te bieden.

Vaak is het nodig om medische tests uit te voeren om andere mogelijke oorzaken voor de symptomen uit te sluiten. Dit kunnen bloedtesten, MRI's of EEG's zijn.

Vooral bij kinderen en adolescenten is het vaak nuttig om informatie te verzamelen van verschillende mensen, zoals ouders en leerkrachten, om een vollediger beeld te krijgen van de symptomen.

In sommige gevallen kan het nodig zijn om de patiënt langere tijd te observeren om een nauwkeurige diagnose te kunnen stellen. Dit kan de vorm aannemen van polikliniekbezoeken of een opname. Voor complexe of moeilijk te diagnosticeren gevallen kan beoordeling door een team van professionals uit verschillende disciplines nodig zijn om tot een volledige diagnose te komen.

Het is belangrijk dat familieleden het diagnostische proces begrijpen, omdat ze vaak betrokken zijn bij het verzamelen van gegevens en een belangrijke ondersteunende rol kunnen spelen bij de planning van de behandeling. Hun observaties en perspectieven kunnen zeer waardevol zijn voor het diagnostische proces en de daaropvolgende planning van de behandeling.

De rol van familieleden in het diagnostische proces

De rol van familieleden bij het diagnosticeren van psychische aandoeningen kan van groot belang zijn.

Familieleden kunnen vaak belangrijke informatie geven over de symptomen, het gedrag en de omstandigheden van de getroffene die de persoon zelf niet kan of wil geven. In het bijzonder kunnen ze een duidelijker beeld geven van het verloop van een ziekte in de loop van de tijd, inclusief triggers en patronen van symptoomexpressie.

Omdat familieleden meestal nauwer contact hebben met de getroffenen, zijn zij vaak de eersten die veranderingen in gedrag of stemming opmerken. Hun observaties kunnen waardevolle aanwijzingen geven voor professionals om een diagnose te stellen.

Het diagnostische proces kan emotioneel belastend zijn. Familieleden kunnen emotionele steun bieden door aanwezig te zijn bij medische afspraken en de persoon helpen zich veiliger te voelen. Ze kunnen ook helpen informatie te verzamelen, vragen te stellen en de persoon helpen het behandelplan te begrijpen.

Familieleden kunnen een belangrijke rol spelen in de communicatie tussen de patiënt en zorgverleners, vooral als de patiënt moeite heeft met het uiten van symptomen of zorgen. Ze kunnen ook helpen bij het verduidelijken en organiseren van behandelplannen en medicatieschema's. In tegenstelling tot vrienden of collega's hebben familieleden vaak een langetermijnperspectief op het leven van de persoon en kunnen ze veranderingen beter begrijpen in de context van de levensgeschiedenis. Deze langetermijnvisie kan zeer nuttig zijn voor een accurate diagnose.

Hoewel familieleden belangrijke informatiebronnen kunnen zijn, moet hun rol in het diagnostische proces ethisch en juridisch worden afgewogen, vooral met het oog op het behoud van de privacy en autonomie van de patiënt.

Over het geheel genomen kunnen familieleden een cruciale rol spelen in het diagnostische proces door waardevolle informatie en steun te geven. In het beste geval werken zorgverleners en familieleden samen om een nauwkeurige diagnose te stellen en de weg vrij te maken voor een effectieve behandeling.

De relatie tussen patiënten en hun familieleden is echter niet altijd onbelast. De relatie tussen geesteszieken en hun familieleden kan om verschillende redenen gespannen of verstoord zijn. Een van de belangrijkste factoren is de aard van de ziekte zelf, die niet alleen een diepgaand effect kan hebben op de persoon zelf, maar ook op zijn of haar sociale omgeving. Symptomen zoals stemmingswisselingen, sociale terugtrekking, angst of paranoia kunnen een open en gezonde communicatie tussen de zieke en zijn naasten veel moeilijker maken.

De onvoorspelbaarheid van veel psychische aandoeningen vormt een andere uitdaging. Stemmingen en gedragingen kunnen snel veranderen, wat het voor familieleden moeilijk maakt om gepast en ondersteunend te reageren. Deze dynamiek kan leiden tot een sfeer van spanning en wantrouwen die elke relatie onder druk zet.

Stigmatisering van geesteziekten speelt ook een rol. In veel samenlevingen zijn geesteziekten bezoedeld met schaamte en vooroordelen, wat ertoe kan leiden dat zowel de patiënten als hun familieleden de ziekte verbergen of ontkennen. Dit maakt open communicatie en toegang tot de nodige steun en behandeling moeilijk.

De psychologische belasting voor familieleden moet ook niet onderschat worden. Zorgen voor een familielid met een psychische aandoening kan extreem stressvol zijn en kan hun eigen geestelijke of lichamelijke gezondheidsproblemen veroorzaken of verergeren. In zulke gevallen kan het vermogen van familieleden om steun en empathie te tonen uitgeput raken, wat op zijn beurt de relatie met het zieke familielid onder druk zet.

Gebrek aan kennis en begrip over de aard van de ziekte kan ook leiden tot misverstanden en conflicten. Zonder adequate opleiding en training kunnen familieleden symptomen verkeerd interpreteren of onrealistische verwachtingen hebben van de persoon met de ziekte. Dit kan leiden tot frustratie en teleurstelling aan beide kanten.

Bovendien kunnen familieleden in sommige gevallen ongezonde copingmechanismen of gedragspatronen ontwikkelen, zoals co-afhankelijkheid of buitensporige controle, waardoor de relatie verder onder druk komt te staan.

In het algemeen kunnen de interacties tussen mensen met psychische aandoeningen en hun familieleden gecompliceerd worden door een verscheidenheid aan emotionele, psychologische en sociale factoren. De complexe dynamiek van deze relaties vereist vaak professionele ondersteuning in de vorm van gezinstherapie of gespecialiseerde begeleidingsdiensten om bij te dragen aan een beter begrip en effectievere communicatie. Als de problemen tussen patiënten en familieleden aanhouden, faalt een essentiële hulpbron voor diagnose en ondersteuning.

Het verschil tussen symptomen en diagnoses

Het verschil tussen symptomen en diagnoses is een belangrijk aspect in de medische context, vooral bij psychische aandoeningen. Beide termen worden vaak gebruikt bij het herkennen en behandelen van gezondheidsproblemen, maar ze betekenen niet hetzelfde en hebben verschillende implicaties.

Symptomen zijn tekenen of manifestaties van een ziekte of aandoening. Het zijn subjectieve ervaringen die een persoon waarneemt of objectieve waarnemingen die kunnen worden gedetecteerd door tests, metingen of medische onderzoeken. Symptomen leiden ertoe dat patiënten naar de dokter gaan: pijn, vermoeidheid, angst, verwardheid, enz. In de psychiatrie kunnen symptomen een breed scala aan emotionele, cognitieve en gedragsmatige afwijkingen omvatten, van depressiviteit en hallucinaties tot sociale teruggetrokkenheid en dwangmatig gedrag. Het is belangrijk op te merken dat symptomen op zichzelf geen diagnose vormen. Het zijn eerder aanwijzingen die artsen en andere professionals gebruiken om een diagnose te stellen.

Een diagnose is het label of de naam voor een specifiek patroon van symptomen, meestal gedefinieerd door klinische richtlijnen en diagnostische criteria. Een diagnose vat een reeks symptomen en tekens samen op een manier die artsen en andere zorgverleners in staat stelt om behandelplannen op te stellen, prognoses te maken en wetenschappelijk onderzoek te doen. Diagnoses worden vaak gesteld met behulp van gestandaardiseerde diagnostische instrumenten zoals de DSM-5 (Diagnostic and Statistical Manual of Mental Disorders, 5th Edition) of de ICD-10 (International Classification of Diseases, 10th Revision).

Het onderscheid is cruciaal omdat symptomen op zich niet noodzakelijk een specifieke behandeling of prognose impliceren. Ze moeten worden beschouwd in de context van een volledige diagnose. Het feit dat iemand verdrietig is, betekent bijvoorbeeld niet dat hij een depressieve stoornis heeft; het verdriet kan een symptoom zijn van een aantal mogelijke diagnoses of zelfs een normale reactie op een levenssituatie.

In de praktijk is het de taak van de zorgprofessional om de symptomen zorgvuldig te beoordelen, verder onderzoek te doen en op basis van deze informatie een diagnose te stellen. Dit is een proces dat vaak een reeks tests, gesprekken en soms observatie gedurende een lange periode vereist.

Familieleden kunnen een belangrijke rol spelen in dit proces door aanvullende observaties en context bij de symptomen te geven, die op hun beurt kunnen bijdragen aan de nauwkeurigheid van de uiteindelijke diagnose.

Mogelijke gevolgen van een vertraagde of onjuiste diagnose

Een vertraagde of onjuiste diagnose van een psychische aandoening kan ernstige, soms verstrekkende gevolgen hebben, zowel voor de patiënt als voor zijn of haar sociale omgeving.

Hoe langer adequate behandeling wordt uitgesteld, hoe meer de toestand van de getroffen persoon kan verslechteren. In het geval van psychische aandoeningen kan dit bijvoorbeeld een toename van angst, depressie of zelfs zelfmoordgedachten betekenen. Een verkeerde diagnose kan leiden tot een inadequate of ineffectieve behandeling. Dit is niet alleen een verspilling van tijd en middelen, maar kan ook het vertrouwen van de patiënt in het gezondheidssysteem ondermijnen. In het ergste geval kan de verkeerde medicatie of therapeutische aanpak de toestand van de patiënt zelfs verslechteren.

Onbehandelde psychische aandoeningen kunnen een negatieve invloed hebben op de sociale en professionele relaties van de persoon. Het vermogen om te werken of sociale contacten te onderhouden kan aangetast worden, wat op zijn beurt kan leiden tot isolatie en een vicieuze cirkel van verergerende symptomen.

De stress voor familieleden en andere verwanten is ook een belangrijke kwestie. De stress die gepaard gaat met de zorg voor een geestesziek familielid kan leiden tot verdere geestelijke en lichamelijke gezondheidsproblemen bij de verzorgers zelf.

Een vertraagde of onjuiste diagnose kan bijdragen tot de stigmatisering van de betrokken persoon. Het ontbreken van een duidelijke diagnose kan door anderen worden geïnterpreteerd als een teken van zwakte of moreel falen, wat zelfstigmatisering van de patiënt in de hand kan werken en de toegang tot goede zorg kan bemoeilijken.

Het niet stellen van een juiste diagnose kan ook ethische en juridische problemen opleveren, vooral als het lijden van de patiënt aanzienlijk toeneemt.

Gezien de vele mogelijke gevolgen is het noodzakelijk dat artsen, geestelijk verzorgers en anderen die betrokken zijn bij het gezondheidssysteem er alles aan doen om tijdig een juiste diagnose te stellen. Nauwe samenwerking met de familieleden van de patiënt kan veel voordeel opleveren. Zij kunnen belangrijke informatie geven en helpen verkeerde diagnoses en vertraagde behandeling te voorkomen.

Meerdere diagnoses voor één patiënt

In de psychiatrie komt het vaker voor dat er verschillende diagnoses worden gesteld bij één patiënt en daar zijn vele redenen voor. Een van de belangrijkste is de inherente complexiteit van geestelijke ziekten. Veel psychische stoornissen hebben overlappende symptomen en kenmerken die het moeilijk maken om een duidelijke diagnose te stellen. Zo kunnen zowel depressie als angststoornissen symptomen hebben zoals slaapproblemen, concentratieproblemen en sociale teruggetrokkenheid. De aanwezigheid van comorbiditeiten, d.w.z. het samen voorkomen van meer dan één psychische of lichamelijke ziekte, kan de diagnostische duidelijkheid nog verder compliceren.

De diagnostische criteria zelf zijn een andere factor. In de psychiatrie zijn er verschillende diagnostische handboeken en richtlijnen, zoals de DSM (Diagnostic and Statistical Manual of Mental Disorders) of de ICD (International Classification of Diseases), die elk hun eigen criteria en categorieën voor geestelijke stoornissen hebben. Aangezien deze criteria ook in de loop der tijd kunnen veranderen, is de mogelijkheid van verschillende diagnoses altijd aanwezig.

Subjectiviteit speelt ook een grote rol. In tegenstelling tot veel andere medische specialismen zijn er in de psychiatrie weinig objectieve testen of meetprocedures. Diagnoses zijn vaak gebaseerd op klinisch oordeel, dat wordt beïnvloed door de ervaring en het perspectief van de behandelend arts. Twee artsen kunnen dezelfde symptomen verschillend interpreteren en zo tot verschillende diagnoses komen.

De dynamiek van geestelijke gezondheid is een ander belangrijk aspect. Geestelijke ziekten zijn vaak episodisch of evolueren in de loop van de tijd, wat kan betekenen dat de diagnose moet worden aangepast. Een patiënt die oorspronkelijk gediagnosticeerd werd voor een depressieve episode kan later symptomen van een bipolaire stoornis ontwikkelen, waardoor de diagnose veranderd moet worden.

Gebrekkige communicatie en coördinatie tussen verschillende zorgverleners kan ook leiden tot verschillende diagnoses. Vooral in grotere gezondheidssystemen of wanneer er meerdere specialisten bij betrokken zijn, kan het zijn dat niet alle relevante informatie wordt uitgewisseld tussen de behandelende artsen.

In het algemeen kan de verscheidenheid aan mogelijke diagnoses in de psychiatrie gezien worden als een weerspiegeling van de complexe aard van geestelijke ziekten en de beperkte en evoluerende diagnostische hulpmiddelen en criteria. Deze verscheidenheid aan diagnoses toont de noodzaak aan van grondige diagnostische beoordeling, interdisciplinaire samenwerking en voortdurende training voor professionals in de geestelijke gezondheidszorg.

Frequentie van verkeerde diagnoses

Foute diagnoses komen voor in de psychiatrie. Of het er meer zijn dan in andere gebieden van de geneeskunde kan niet in het algemeen worden beantwoord. Als dat zo zou zijn, dan zouden daar redenen voor zijn:

Allereerst is de psychiatrie een vakgebied dat zich bezighoudt met een verscheidenheid aan geestelijke stoornissen waarvan de symptomen elkaar vaak overlappen of aspecifiek zijn. Dit maakt het stellen van een diagnose bijzonder moeilijk. In tegenstelling tot veel andere medische disciplines heeft de psychiatrie zelden duidelijke biomarkers of lichamelijke indicatoren die een eenduidige diagnose mogelijk maken. In plaats daarvan is de diagnose vaak gebaseerd op de interpretatie van gedragspatronen, zelfrapportages en klinische observaties, die subjectief kunnen zijn.

De dynamiek van de arts-patiëntrelatie speelt ook een rol. Een patiënt die zich ongemakkelijk voelt of niet de volledige waarheid vertelt, kan de diagnose bemoeilijken. In sommige gevallen zorgt het stigma dat aan bepaalde psychische aandoeningen kleeft er ook voor dat patiënten bepaalde symptomen onderdrukken of verbergen, wat weer van invloed kan zijn op de nauwkeurigheid van de diagnose.

Daarnaast zijn psychische stoornissen vaak complex en multifactorieel, wat betekent dat ze vaak worden veroorzaakt door een combinatie van genetische, omgevings- en psychosociale factoren. Deze complexiteit kan het moeilijk maken om een duidelijke diagnose te stellen, vooral als niet alle relevante informatie beschikbaar is of als de patiënt aan meerdere stoornissen tegelijk lijdt, wat bekend staat als comorbiditeit.

Ook het gebrek aan goed opgeleide professionals en de druk om snel een diagnose te stellen om een behandelplan te kunnen starten, kunnen tot fouten leiden. In overbelaste gezondheidszorgsystemen wordt de tijd voor gedetailleerde diagnostische interviews vaak geminimaliseerd, waardoor het risico op een verkeerde diagnose toeneemt.

Een ander probleem is de voortdurend veranderende aard van psychiatrisch onderzoek. Als nieuwe onderzoeksresultaten veranderen, veranderen ook de diagnostische criteria, wat kan leiden tot een aanpassing of herbeoordeling van diagnoses.

Uiteindelijk leidt deze mix van de inherente complexiteit van geestelijke ziekten, beperkte diagnostische hulpmiddelen, de dynamiek van de arts-patiëntrelatie, systemische knelpunten en de zich voortdurend ontwikkelende wetenschappelijke kennis tot een verhoogde kans op verkeerde diagnoses in de psychiatrie. Dit onderstreept de noodzaak van voortdurende scholing en training van professionals, verbeteringen in het gezondheidszorgsysteem en verder onderzoek om de diagnostische accuratesse te vergroten.

Behandelingsopties

Er zijn verschillende opties voor de behandeling van psychische aandoeningen, vaak gebaseerd op de specifieke behoeften van het individu. Hier volgt een kort overzicht:

- Behandeling met medicijnen: Antidepressiva, antipsychotica, anxiolytica en andere medicijnen kunnen worden gebruikt om de symptomen te verlichten.
- Psychotherapie: Dit omvat gesprekstherapie, cognitieve gedragstherapie, dieptepsychologische therapie en vele andere vormen van psychologische interventie.
- Combinatietherapie: Een combinatie van medicatie en psychotherapie is vaak de meest effectieve aanpak, vooral bij ernstige ziekten.
- Elektroconvulsietherapie (ECT): wordt meestal alleen gebruikt bij ernstige depressie of psychose wanneer andere behandelingen falen.
- Gedragstherapeutische methoden: Deze kunnen bestaan uit individuele training, groepstherapie of gezinstherapie en zijn vaak gericht op het bevorderen van copingmechanismen.
- Aanvullende therapieën: Hieronder vallen kunstzinnige therapie, muziektherapie, mindfulnesstraining en andere aanvullende therapiebenaderingen.

- Sociotherapie: Ondersteuning bij sociale re-integratie, beroepsrevalidatie en beheer van sociale vaardigheden.

De keuze van de juiste behandelingsoptie hangt af van de exacte diagnose, de ernst van de ziekte, de individuele behoeften van de patiënt en de middelen en expertise van het behandelteam. Nauwe samenwerking tussen alle betrokkenen, inclusief familieleden, is cruciaal voor een succesvolle behandeling.

Drugsbehandeling

De behandeling van psychische stoornissen met medicijnen is een gebied dat een zorgvuldige diagnose, controle en aanpassing van medicatie vereist. Er zijn verschillende klassen van medicatie die gebruikt worden om psychische stoornissen te behandelen, afhankelijk van de specifieke stoornis, de ernst van de symptomen en de individuele behoeften van de patiënt.

- Antidepressiva: Deze medicijnen worden voornamelijk gebruikt om depressie te behandelen, maar kunnen ook nuttig zijn bij andere stoornissen zoals angststoornissen. Tot de bekendste behoren SSRI's (Selective Serotonin Reuptake Inhibitors) zoals fluoxetine en sertraline.
- Antipsychotica: Deze worden meestal gebruikt voor de behandeling van psychose en soms bipolaire stoornis. Voorbeelden zijn risperidon en olanzapine. Deze medicijnen kunnen ernstige

bijwerkingen hebben en moeten daarom goed in de gaten worden gehouden.

- Anxiolytica: Deze medicijnen zijn, net als benzodiazepinen, bedoeld om angst te verlichten. Ze zijn echter meestal alleen geschikt voor kortdurend gebruik omdat ze het risico op afhankelijkheid met zich meebrengen.
- Stemmingsstabilisatoren: Medicijnen zoals lithium en valproaat worden vaak gebruikt bij bipolaire stoornis om extreme stemmingswisselingen onder controle te houden.
- Stimulerende middelen: Stimulerende middelen zoals methylfenidaat worden vaak voorgeschreven bij aandachtstekortstoornis met hyperactiviteit (ADHD).
- Andere medicijnen: Daarnaast kunnen in bepaalde gevallen andere soorten medicatie worden gebruikt, zoals anticholinergica om bijwerkingen te behandelen of bètablokkers om de hartslag te verlagen.

Het is belangrijk om te benadrukken dat de keuze van het juiste medicijn, de dosering en de duur van de behandeling individueel moeten worden aangepast en zorgvuldig moeten worden gecontroleerd. Regelmatige bezoeken aan de arts en laboratoriumtests zijn vaak nodig om de effectiviteit van de behandeling te beoordelen en mogelijke bijwerkingen in een vroeg stadium op te sporen. Nauwe samenwerking met het behandelteam en, indien nodig, de familieleden is essentieel om de behandeling zo succesvol mogelijk te laten verlopen.

Psychotherapie

Psychotherapie is een basisbehandelingsoptie voor een reeks psychische aandoeningen en biedt patiënten een platform om hun gedachten, gevoelens en gedragingen te onderzoeken in een veilige, vertrouwde omgeving. Vaak ontstaat er een één-op-één relatie tussen de therapeut en de patiënt, hoewel groepstherapie of gezinstherapie ook mogelijk is.

Er zijn verschillende vormen van psychotherapie, waaronder cognitieve gedragstherapie (CGT), dieptepsychologische of psychoanalytische therapie, systeemtherapie en vele andere. Elk van deze benaderingen heeft zijn eigen theorieën over de oorzaken van psychische aandoeningen en specifieke technieken om verandering teweeg te brengen.

Het belangrijkste doel van psychotherapie is om symptomen te verlichten, het welzijn te vergroten en de kwaliteit van leven te verbeteren. Dit wordt bereikt doordat de therapeut en de patiënt samenwerken om destructieve of storende gedachtepatronen, gevoelens en gedragingen te identificeren en te veranderen.

De duur en frequentie van de therapiesessies kan variëren en hangt vaak af van de ernst van de aandoening, de individuele behoeften van de patiënt en praktische zaken. Sommige mensen kunnen baat hebben bij kortdurende therapie met slechts enkele sessies, terwijl anderen langdurige ondersteuning nodig hebben.

Psychotherapie wordt vaak gebruikt in combinatie met medicatie, vooral in ernstige of complexe gevallen. De integratie van verschillende behandelingsmethoden is cruciaal voor het succes van therapie.

In veel gevallen kunnen familieleden ook betrokken worden bij het therapieproces, hetzij door aparte sessies met de therapeut of door deel te nemen aan gezamenlijke sessies. Dit is vooral nuttig als de ziekte van de patiënt ook de familiale omgeving beïnvloedt of als de steun van het sociale netwerk belangrijk is voor het herstel.

Over het algemeen is psychotherapie een veelzijdige en aanpasbare behandelingsoptie die het mogelijk maakt om diepgaande veranderingen teweeg te brengen in het emotionele en psychologische welzijn van de patiënt. Het is een cruciaal onderdeel van een uitgebreid behandelplan voor psychische aandoeningen.

Gecombineerde benaderingen

Gecombineerde benaderingen bij de behandeling van psychische aandoeningen betekenen meestal het gebruik van meer dan één therapievorm om een effectievere en holistische zorg voor de patiënt te garanderen. Dit is vooral belangrijk bij complexe of ernstige stoornissen waarbij afzonderlijke vormen van behandeling mogelijk niet voldoende zijn om alle aspecten van de ziekte effectief aan te pakken.

Een van de meest voorkomende combinaties is het gebruik van medicatie in combinatie met psychotherapie. Terwijl medicatie gebruikt kan worden om acute symptomen snel te verlichten of onder controle te krijgen, is psychotherapie gericht op het identificeren en veranderen van de onderliggende problemen en patronen die bijdragen aan de ziekte.

In veel gevallen wordt een interdisciplinair team van psychiaters, psychologen, maatschappelijk werkers en andere professionals gevormd om de patiënt vanuit verschillende perspectieven te verzorgen. Dit maakt een holistisch behandelplan mogelijk dat rekening houdt met zowel de psychologische als de sociale en lichamelijke aspecten van de ziekte.

Familieleden kunnen ook een belangrijke rol spelen in gecombineerde behandelingsmethoden, vooral als de psychische aandoening een ernstige impact heeft op het gezinsleven. Door middel van gezinstherapie, counseling en opvoedingsstrategieën kunnen familieleden leren hoe ze de patiënt het beste kunnen steunen.

Naast de hoofdbehandeling kunnen ook aanvullende therapieën zoals kunstzinnige therapie, muziektherapie of lichaamsgerichte methoden zoals yoga of mindfulnesstraining worden geïntegreerd. Deze vormen van therapie kunnen helpen om stress te verminderen, het zelfvertrouwen te versterken en in het algemeen bij te dragen aan mentale stabiliteit.

Een belangrijk aspect van combinatietherapie is het individueel afstemmen van het behandelplan op de specifieke behoeften en omstandigheden van de patiënt. Wat werkt voor de ene persoon is niet noodzakelijkerwijs geschikt voor iedereen, en de behandeling moet vaak worden aangepast naarmate deze vordert om optimaal effectief te zijn.

Het gebruik van gecombineerde benaderingen bij de behandeling van psychische aandoeningen biedt dus de mogelijkheid om een uitgebreidere en effectievere therapie te garanderen die de multifactoriële aard van deze stoornissen aanpakt.

Alternatieve therapieën

Alternatieve therapieën bij de behandeling van psychische aandoeningen kunnen een belangrijke aanvulling zijn op conventionele methoden zoals medicatie en psychotherapie. Ze zijn meestal ontworpen om het algehele welzijn te bevorderen en kunnen zowel fysieke als psychologische aspecten van de gezondheid aanpakken. Hoewel sommige alternatieve therapieën uitgebreid wetenschappelijk zijn onderzocht, is de effectiviteit van andere therapieën niet wetenschappelijk bewezen.

Alternatieve therapieën zijn onder andere mindfulness meditatie, acupunctuur, kruidenremedies en dieetveranderingen. Verder zijn lichaamsgerichte methoden zoals yoga, tai chi en qigong populair omdat ze zich zowel op het lichaam als de geest richten.

Alternatieve therapieën kunnen helpen bij verschillende symptomen zoals stress, angst of lichte depressie. Ze zijn echter meestal niet bedoeld als vervanging van, maar als aanvulling op conventionele behandelingen. Voor ernstige of complexe psychische aandoeningen mogen ze alleen worden gebruikt in overleg met een gekwalificeerde medische professional.

De keuze van de juiste alternatieve therapievorm moet altijd gebaseerd zijn op de individuele behoeften en de specifieke symptomatologie van de patiënt. Niet elke methode is geschikt voor iedereen en soms is een combinatie van verschillende benaderingen het meest effectief.

Het is belangrijk om rekening te houden met mogelijke risico's en bijwerkingen, vooral wanneer alternatieve therapievormen worden gebruikt in combinatie met geneesmiddelen. Kruidenpreparaten kunnen bijvoorbeeld een wisselwerking hebben met geneesmiddelen en niet elke vorm van alternatieve therapie is geschikt voor alle mensen.

Familieleden kunnen vaak een ondersteunende rol spelen bij het onderzoeken en gebruiken van alternatieve therapieën. Ze kunnen het uitproberen van verschillende methoden aanmoedigen en helpen bij het beoordelen van de effectiviteit.

Over het algemeen bieden alternatieve therapievormen een extra mogelijkheid om de behandeling van psychische aandoeningen aan te vullen en het welzijn van de patiënt te vergroten. Ze moeten echter met voorzichtigheid worden gebruikt en idealiter in overleg met de behandelende therapeut of arts.

Nieuwste onderzoeken en experimentele benaderingen

Een veelbelovend onderzoeksgebied is genomica, waarbij de genetische informatie van een individu wordt gebruikt om behandelplannen op maat te ontwikkelen. Het doel is om de werkzaamheid en veiligheid van medicijnen te verbeteren door beter te begrijpen hoe verschillende mensen op bepaalde behandelingen reageren.

Met de komst van kunstmatige intelligentie en machine learning zijn er ook steeds meer datagestuurde benaderingen in de geestelijke gezondheidszorg. Deze technologieën worden onder andere gebruikt voor vroegtijdige detectie van symptomen, diagnose en het monitoren van de voortgang van de behandeling.

Een ander spannend onderzoeksgebied zijn neuromodulatietechnieken zoals transcraniële magnetische stimulatie (TMS) of diepe hersenstimulatie (DBS). Deze methoden zijn gericht op het direct stimuleren van specifieke hersengebieden om de symptomen te verlichten.

Het gebruik van psychedelische stoffen zoals psilocybine of LSD in een gecontroleerde, therapeutische omgeving is een andere experimentele benadering die aan kracht wint. De eerste onderzoeken laten veelbelovende resultaten zien bij de behandeling van depressie, angststoornissen en PTSS.

Er wordt ook steeds meer onderzoek gedaan naar de invloed van het darmmicrobioom op de geestelijke gezondheid. Het idee is dat een verandering in de darmflora ook van invloed kan zijn op psychische klachten.

De rol van familieleden wordt ook steeds meer onderzocht om betere ondersteuningsmodellen en therapeutische benaderingen voor familieleden te ontwikkelen.

Het is belangrijk om in gedachten te houden dat veel van deze benaderingen zich nog in de experimentele fase bevinden en verder onderzoek nodig hebben om hun werkzaamheid en veiligheid te bevestigen. Iedereen die geïnteresseerd is in dergelijke behandelingen moet dit zeker bespreken met zijn behandelend arts of therapeut.

Behandelingsdoelen op lange en korte termijn

Behandelingsdoelen voor psychische aandoeningen kunnen variëren afhankelijk van het type aandoening, de ernst van de symptomen en de individuele behoeften van de patiënt. In het algemeen kunnen ze echter worden onderverdeeld in korte- en langetermijndoelen.

Kortetermijndoelen zijn vaak gericht op acute symptoomverlichting en stabilisatie van de patiënt. Dit omvat bijvoorbeeld het verminderen van angst of depressieve symptomen, het verbeteren van de slaap of het onder controle krijgen van impulsief of zelfbeschadigend gedrag. Medicatietherapie kan in deze fase vaak snel werken om acute symptomen onder controle te krijgen. Kortdurende psychotherapeutische interventies zoals cognitieve gedragstherapie kunnen ook worden gebruikt om de patiënt handvatten te geven om met stressoren of triggers om te gaan.

Langetermijndoelen zijn vaak complexer en gelaagder. Hier ligt de focus op de duurzame verbetering van de kwaliteit van leven en het bereiken van zoveel mogelijk onafhankelijkheid. Dit omvat de langetermijncontrole van symptomen, maar ook het aanpakken van diepgewortelde psychologische problemen of traumatische ervaringen. Het bevorderen van sociale competentie en het verbeteren van relatievaardigheden zijn ook belangrijke aspecten. Langetermijndoelen kunnen ook professionele re-integratie en de ontwikkeling van levensperspectieven omvatten. De behandeling kan variëren van langdurige psychotherapeutische procedures tot rehabilitatiemaatregelen.

Het is belangrijk dat familieleden zowel de korte- als langetermijndoelen van de behandeling begrijpen om de persoon met de ziekte effectief te kunnen ondersteunen. Familieleden kunnen helpen bij het monitoren van de vooruitgang en helpen bij de implementatie van de behandeldoelen.

Het afstemmen van korte- en langetermijndoelen is een dynamisch proces dat nauwe samenwerking vereist tussen de patiënt, het behandelteam en familieleden.

Een dergelijke geïntegreerde aanpak vergroot de kans op een succesvolle behandeling.

Hoe familieleden kunnen ondersteunen

Familieleden spelen een vaak onderschatte maar enorm belangrijke rol in het herstelproces van mensen met psychische aandoeningen. Hun steun kan vele vormen aannemen en draagt aanzienlijk bij tot de verbetering van de levenskwaliteit van de persoon met de ziekte.

Een luisterend oor en emotionele steun zijn vaak onvervangbaar. De zekerheid dat er iemand is die luistert en begrip toont, kan heel geruststellend zijn voor de lijder. Maar let op: emotionele steun betekent niet dat je de rol van therapeut op je moet nemen; professionele hulp blijft onmisbaar.

Familieleden kunnen zichzelf actief informeren om de ziekte en de behandelingsmogelijkheden beter te begrijpen. Dit is niet alleen belangrijk voor de directe omgang met de persoon met de ziekte, maar ook om een geïnformeerde tweede mening te kunnen geven bij een bezoek aan de arts of het bijwonen van therapiesessies.

Vooral in het begin van de behandeling kan het een grote hulp zijn om mensen te vergezellen naar medische of therapeutische afspraken. Dit is niet alleen een teken van steun, maar kan ook helpen om de vaak complexe medische informatie te begrijpen en te verwerken.

Afhankelijk van de ernst van de ziekte kunnen alledaagse taken ook een uitdaging zijn. Hier kan praktische ondersteuning, bijvoorbeeld bij het boodschappen doen of huishoudelijke taken, erg opluchten.

Last but not least is het cruciaal dat familieleden ook voor hun eigen geestelijke gezondheid zorgen. Een geesteszieke ondersteunen kan emotioneel erg stressvol zijn. Familieleden moeten daarom niet aarzelen om professionele ondersteuning te zoeken, in de vorm van verwantengroepen of hun eigen therapie.

Door al deze verschillende vormen van ondersteuning kunnen familieleden een belangrijke bijdrage leveren aan het bevorderen van het succes van de behandeling en het duurzaam verbeteren van de kwaliteit van leven van de persoon met de ziekte.

Emotionele ondersteuning

Emotionele steun is een van de belangrijkste vormen van steun die familieleden kunnen bieden aan mensen met psychische aandoeningen. Het kan de psychologische last op de persoon met een psychische aandoening aanzienlijk verminderen en het gevoel van isolatie dat vaak gepaard gaat met psychische aandoeningen verlichten. Emotionele steun betekent meer dan alleen aanwezigheid of verbale goedkeuring; het gaat om een diepe, empathische verbinding en begrip voor de emotionele en psychologische uitdagingen waarmee de persoon met een psychische aandoening wordt geconfronteerd.

Hierbij zijn empathisch luisteren en begrip en acceptatie tonen cruciaal. Het is belangrijk om de getroffen serieus te nemen en hem of haar het gevoel te geven dat zijn of haar emoties en ervaringen waardevol zijn. Dit kan helpen om het gevoel van eigenwaarde van de getroffene te versterken en hem de zekerheid te geven dat hij er niet alleen voor staat in zijn herstelproces.

Emotionele steun kan echter ook moeilijk en emotioneel belastend zijn voor de familieleden zelf. Het is een evenwichtsoefening om enerzijds ondersteunend en empathisch te zijn en anderzijds de eigen emotionele grenzen te bewaren. Daarom is het even belangrijk voor familieleden om voor hun eigen emotionele gezondheid te zorgen en, indien nodig, professionele hulp te zoeken om hun eigen veerkracht te versterken.

Het is ook belangrijk om te beseffen dat emotionele steun geen professionele psychologische behandeling kan vervangen. Het moet daarom altijd gezien worden als een aanvulling op medische therapie. Het kan echter enorm waardevol zijn om de patiënt te ondersteunen bij het nemen van de eerste stap naar het zoeken van professionele hulp en bij het voortzetten van de therapie.

In het algemeen kan emotionele steun een aanzienlijke positieve invloed hebben op het herstelproces door de motivatie voor behandeling te versterken, de naleving van behandelplannen te bevorderen en de algehele kwaliteit van leven van de persoon met de ziekte te verbeteren.

Communicatie met medische professionals

Communicatie met medische professionals is een ander cruciaal aspect waarin familieleden van mensen met psychische aandoeningen een belangrijke rol kunnen spelen. Vooral in het beginstadium van de diagnose en de daaropvolgende behandeling kan de communicatie tussen arts, therapeut en patiënt complex en verwarrend zijn. Op zulke momenten kunnen familieleden een onmisbare rol spelen als bemiddelaars en ondersteuners.

Familieleden kunnen helpen om de medische informatie die wordt uitgewisseld tijdens de diagnose en behandeling beter te begrijpen en te organiseren. Ze kunnen vragen stellen die de patiënt zelf misschien niet durft te stellen of te bedenken. Ze kunnen ook helpen bij het documenteren van belangrijke informatie, zoals medicatieschema's, symptomen of gedragsveranderingen die optreden tussen bezoeken aan de arts.

Bovendien kunnen familieleden fungeren als morele steun tijdens doktersbezoeken. Alleen al de aanwezigheid van een vertrouwd persoon kan de angsten en zorgen van de patiënt verlichten en hem meer vertrouwen geven in de omgang met medische professionals.

Familieleden kunnen ook een belangrijke rol spelen in de besluitvorming, vooral als het gaat om belangrijke medische beslissingen zoals de keuze van de behandelmethode. Hun perspectief kan het behandelteam extra inzicht geven in de voorkeuren en zorgen van de patiënt die anders misschien over het hoofd worden gezien.

Het is echter belangrijk dat familieleden de autonomie van de patiënt in dit proces respecteren. Hoewel ze een ondersteunende rol spelen, mogen ze geen beslissingen nemen voor de patiënt, tenzij ze daartoe wettelijk gemachtigd zijn.

Aan de andere kant moeten familieleden zich ervan bewust zijn dat ze geen medische experts zijn. Hun doel moet zijn om de dialoog tussen de patiënt en het medische team te vergemakkelijken, niet om medisch advies te geven tenzij ze zelf gekwalificeerd zijn op medisch gebied.

Idealiter vormt de communicatie met medische professionals een driehoeksverhouding waarin de patiënt centraal staat en de arts en familieleden als ondersteunende actoren optreden. Deze vorm van samenwerking kan de kwaliteit van de medische zorg aanzienlijk verbeteren en bijdragen aan een effectievere en menselijkere behandeling van psychische aandoeningen.

Herkennen van noodsituaties

Het herkennen van noodsituaties in de context van psychische aandoeningen is een bijzonder belangrijk gebied waar familieleden een cruciale rol kunnen spelen. Veel noodsituaties bij psychische aandoeningen zijn niet zo voor de hand liggend als bijvoorbeeld een gebroken arm of een hartaanval en daarom is het des te belangrijker om de tekenen en symptomen te begrijpen die op een noodsituatie kunnen wijzen. Dit kunnen bijvoorbeeld ernstige stemmingswisselingen, zelfmoordgedachten, hallucinaties, ernstige agressie of zelfs extreme terugtrekking zijn.

Omdat familieleden vaak de mensen zijn die de persoon met de ziekte het beste kennen en er de meeste tijd mee doorbrengen, zijn zij meestal ook de eersten die veranderingen in gedrag of mentale toestand opmerken. Dit betekent ook dat ze moeten letten op tekenen van middelenmisbruik, drastische gedragsveranderingen of andere mogelijke risicofactoren voor een acute noodsituatie.

In dergelijke situaties is snel handelen van groot belang. Familieleden moeten weten hoe ze medische hulp moeten zoeken in geval van nood. Dit kan inhouden dat ze naar de psychiatrische hulpdienst of de spoedeisende hulp gaan, of in extreme gevallen een noodoproep doen.

Daarnaast is het nuttig om van tevoren een noodplan op te stellen. Dit plan moet alle belangrijke contacten bevatten, zoals die van de behandelende psychiater of psychotherapeut, evenals een lijst van de medicatie die de patiënt neemt. Het moet ook instructies bevatten voor speciale situaties, zoals wat te doen als de patiënt suïcidale gedachten heeft.

Het is echter ook belangrijk dat familieleden zichzelf beschermen. In sommige gevallen kan een psychische noodsituatie ook gepaard gaan met agressief of grillig gedrag. In zulke situaties is het belangrijk om eerst voor je eigen veiligheid te zorgen voordat je probeert de zieke persoon te helpen.

Uiteindelijk is het herkennen van noodsituaties een vaardigheid die zowel kennis over de specifieke ziekte als een goed begrip van de persoon met de ziekte vereist. Het is een moeilijke maar enorm belangrijke taak en familieleden moeten hiervoor niet alleen op hun intuïtie vertrouwen, maar ook op gedegen medische kennis. Door correct te reageren in noodsituaties, kunnen familieleden de zieke niet alleen beschermen tegen onmiddellijk gevaar, maar ook op lange termijn een positieve invloed hebben op hun herstelproces.

Praktische tips voor het dagelijks leven

Praktische tips voor het dagelijks leven kunnen vooral nuttig zijn voor familieleden van mensen met psychische aandoeningen om het dagelijks samenleven te vergemakkelijken en om de behandeling en het herstel van de persoon met de ziekte te ondersteunen. Het is een holistische benadering die rekening houdt met de fysieke, emotionele en psychologische aspecten.

Er moet vooral aandacht worden besteed aan het structureren van de dag. Een duidelijke routine kan de persoon helpen om zich veiliger en zekerder te voelen. Deze routine kan eenvoudige dingen omvatten zoals het delen van maaltijden of een wandeling. Het is belangrijk om flexibel te blijven zodat de persoon zich niet beperkt voelt.

Lichamelijke gezondheid is net zo belangrijk als geestelijke gezondheid. Sportactiviteiten of gewoon bewegen in de frisse lucht kunnen een positief effect hebben op de mentale toestand. Familieleden kunnen hier een motiverend effect hebben en bijvoorbeeld gezamenlijke activiteiten voorstellen of organiseren.

Emotionele steun mag niet onderschat worden. Familieleden moeten open communiceren en begrip en empathie tonen. Er moet echter op gelet worden dat de persoon met de ziekte niet het gevoel krijgt betutteld of gecontroleerd te worden. Empathisch luisteren kan vaak nuttiger zijn dan goedbedoeld advies.

In veel gevallen kan het zinvol zijn om de hulp in te roepen van professionele hulpverleners zoals verpleegkundigen of therapeuten, vooral als de ziekte heel ernstig is of als de familieleden zich overweldigd voelen. Deze professionals kunnen niet alleen de zieke persoon ontlasten, maar ook de familieleden, waardoor de familiedynamiek verbetert.

Financiële planning is ook een aspect dat overwogen moet worden. Behandeling voor psychische aandoeningen kan vaak duur zijn en het is belangrijk om een duidelijk overzicht te hebben van de beschikbare middelen. In sommige gevallen is er overheidssteun of zijn er beurzen voor behandeling en het is de moeite waard om deze opties te onderzoeken.

Zelfzorg door familieleden is ook belangrijk. Omgaan met een psychische aandoening in de familie kan erg stressvol zijn en zonder de juiste zelfzorg kunnen familieleden ook het risico lopen om geestelijk of lichamelijk ziek te worden. Ontspanningstechnieken, vrijetijdsactiviteiten of gewoon tijd voor jezelf kunnen helpen om de eigen veerkracht te versterken.

Door al deze aspecten in het achterhoofd te houden, kan men niet alleen de levenskwaliteit van de zieke persoon verbeteren, maar ook die van het hele gezin. Het gaat erom een evenwicht te vinden tussen steun voor de zieke en de eigen zelfzorg. Met een goed doordachte strategie en duidelijke prioriteiten kunnen familieleden een ondersteunende en helende rol spelen in het leven van mensen met psychische aandoeningen.

Omgaan met terugvallen en crises

Omgaan met terugvallen en crisissituaties is een van de meest uitdagende taken voor familieleden van mensen met psychische aandoeningen. Deze fases kunnen erg stresserend zijn, niet alleen voor de persoon met de ziekte, maar ook voor familie en vrienden. De complexiteit van deze situaties vereist een goed doordachte strategie die zowel de onmiddellijke crisis beheerst als preventieve maatregelen voor de toekomst bevat.

Eerst en vooral is het belangrijk om de tekenen van een dreigende crisis in een vroeg stadium te herkennen. Zoals eerder vermeld, zijn familieleden vaak de eersten die veranderingen in gedrag of verslechterende symptomen opmerken. Vroegtijdige herkenning maakt sneller ingrijpen mogelijk en kan de ernst van de crisis verminderen. Symptomen zoals drastische gedragsveranderingen, ernstige angst of paniek, desoriëntatie, maar ook tekenen van zelfbeschadiging of suïcidaliteit zijn ernstige waarschuwingssignalen.

Bij een terugval of acute crisis moet je niet aarzelen om professionele hulp te zoeken. Dit kan betekenen dat je naar de eerste hulp gaat, contact opneemt met de behandelend arts of therapeut of, in het ergste geval, een noodoproep doet. Een vooraf opgesteld noodplan met alle belangrijke contactgegevens en medische informatie kan in zulke situaties nuttig zijn.

Tijdens de crisis is het belangrijk om te zorgen voor zowel fysieke als emotionele veiligheid. Dit kan betekenen dat je gevaarlijke voorwerpen uit de omgeving moet verwijderen of dat je geruststellend tegen de persoon moet praten. Voorzichtigheid is hier echter geboden: Je mag de patiënt niet lastigvallen of in een hoek drijven, want dat kan de symptomen verergeren.

Nadat de onmiddellijke crisis voorbij is, moeten familieleden en de patiënt samen met de behandelende professionals de gebeurtenissen analyseren. Wat heeft tot de crisis geleid? Welke preventieve maatregelen kunnen worden genomen om toekomstige crises te voorkomen? In veel gevallen kan het nodig zijn om de medicatie of de behandelstrategie aan te passen.

Terugvallen en crises kunnen een enorme emotionele belasting vormen voor familieleden. Het is daarom essentieel om ook voor de eigen geestelijke gezondheid te zorgen. Steungroepen, therapie of gewoon praten met vrienden kan een waardevolle hulp zijn bij het versterken van de eigen veerkracht.

Kortom, omgaan met terugval en crisis is een continu proces dat aandacht, voorbereiding en emotionele kracht vereist. Familieleden spelen een belangrijke rol, niet alleen in het omgaan met de onmiddellijke crisis, maar ook in de langetermijnstrategie om verdere terugvallen te voorkomen. Door een combinatie van preventieve maatregelen, snelle interventie en analyse achteraf, kunnen familieleden helpen om de impact van terugvallen en crises te minimaliseren en de patiënt te ondersteunen op de weg naar herstel.

Zelfzorg voor familieleden

Zelfzorg voor familieleden van mensen met psychische aandoeningen is een vaak over het hoofd gezien maar belangrijk aspect van het omgaan met deze complexe uitdagingen. De psychologische belasting voor familieleden kan enorm zijn, omdat ze vaak te maken hebben met sterke emoties zoals angst, schuld, wanhoop en zelfs verdriet. Daarom is zelfzorg niet alleen een optie, maar een noodzaak.

Een eerste belangrijke stap naar zelfzorg is het bewust zijn van je eigen grenzen. Het kan gemakkelijk zijn om je te veel te richten op de behoeften van de zieke en je eigen behoeften te verwaarlozen. Dit is niet alleen schadelijk voor de eigen gezondheid, maar kan uiteindelijk ook iemands vermogen om effectieve ondersteuning te bieden beperken. Daarom is het belangrijk om regelmatig stil te staan en zichzelf vragen te stellen als: "Hoe gaat het vandaag met me? Wat heb ik nodig om me geregenereerd en ondersteund te voelen?"

Tijd voor jezelf nemen is een andere belangrijke zelfzorgstrategie. Of het nu een korte wandeling is om afstand te nemen van de stressvolle sfeer thuis of een langere vakantie om fysiek en emotioneel te herstellen, zulke time-outs zijn essentieel. Ze bieden niet alleen de mogelijkheid om te ontspannen, maar ook om na te denken en je rol en taken opnieuw te evalueren.

Professionele hulp in de vorm van therapie of counseling kan ook een belangrijk onderdeel zijn van zelfzorg. Professionals kunnen een waardevol inzicht geven in de geestelijke gezondheidsproblemen waarmee familieleden te maken hebben en kunnen specifieke strategieën voorstellen om ermee om te gaan. Daarnaast bieden veel gemeenschappen en organisaties speciale steungroepen aan voor familieleden van mensen met psychische aandoeningen. In deze groepen kan men ervaringen delen, advies krijgen en zich gewoonweg begrepen voelen, wat op zijn beurt de eigen veerkracht versterkt.

Een andere factor is het onderhouden van sociale relaties buiten de familiecontext. Vriendschappen en sociale activiteiten bieden een welkome afwisseling en kunnen helpen om iemands identiteit te behouden buiten de rol als familielid. Ze vormen ook een belangrijke bron van emotionele steun en kunnen helpen om het vaak stressvolle isolement te doorbreken dat familieleden ervaren.

Uiteindelijk is zelfzorg een continu, bewust proces. Strategieën moeten flexibel zijn en zich aanpassen aan veranderende behoeften en uitdagingen. Door effectieve zelfzorg kunnen familieleden niet alleen hun eigen welzijn verbeteren, maar zijn ze ook beter in staat om de ondersteuning en zorg te bieden die ze nodig hebben voor de mensen voor wie ze zorgen.

Stressmanagement

Stressmanagement voor familieleden van personen met een psychische aandoening is vooral belangrijk omdat ze vaak te maken hebben met een verscheidenheid aan emotionele en fysieke uitdagingen. Familieleden zijn niet alleen bezorgd om het welzijn van het zieke familielid, maar ze hebben vaak ook de last van het coördineren van medische afspraken, het beheren van medicatie en zelfs het communiceren met verschillende medische professionals. Al deze factoren kunnen aanzienlijke stress veroorzaken die, als er niet mee wordt omgegaan, kan leiden tot een burn-out en verdere gezondheidsproblemen.

Een van de meest effectieve stressmanagementtechnieken is mindfulness. Door mindfulness leren geliefden hun gedachten en gevoelens te observeren zonder te oordelen. Dit kan helpen om de emotionele pieken en dalen te temperen en wat afstand te creëren van de stressveroorzakende gebeurtenissen. Oefeningen zoals diepe ademhaling, meditatie en zelfs mindful wandelen kunnen kalmerend werken op stressvolle momenten.

Daarnaast kunnen familieleden technieken zoals tijdmanagement en het stellen van prioriteiten gebruiken om de dagelijkse stress onder controle te houden. Het opstellen van een duidelijke agenda voor de week, met daarin alle medische afspraken, medicijntoedieningen en andere verplichtingen, kan helpen om gevoelens van overweldiging te verminderen. Het is ook nuttig om specifieke tijden in te plannen voor je eigen rust en ontspanning zodat stress niet de overhand neemt.

Lichaamsbeweging is een andere effectieve manier om stress te verminderen. Zelfs eenvoudige lichaamsbeweging zoals een wandeling van 30 minuten kan het stresshormoon cortisol verlagen en endorfine vrijmaken, dat werkt als een natuurlijke stemmingsversterker. Regelmatige lichaamsbeweging helpt niet alleen om stress te beheersen, maar bevordert ook de algehele gezondheid, wat vooral belangrijk is omdat familieleden zichzelf vaak verwaarlozen terwijl ze voor anderen zorgen.

Professionele hulp van psychotherapeuten of counselors die ervaring hebben met geestelijke gezondheid kan ook waardevol zijn bij het ontwikkelen van strategieën om met stress om te gaan. Zij kunnen specifieke technieken voorstellen op basis van individuele behoeften en de unieke gezinsdynamiek.

Het is ook cruciaal om een ondersteunend netwerk te hebben. Of het nu andere familieleden, vrienden of steungroepen zijn, het delen met mensen die soortgelijke ervaringen hebben kan een grote opluchting zijn. Soms is het simpele gevoel er niet alleen voor te staan al een krachtige remedie tegen stress.

Over het algemeen is stressmanagement voor familieleden geen eenmalige taak, maar een continu proces dat bewuste inspanningen vereist. Maar deze inspanningen zijn nodig, niet alleen om het stressniveau onder controle te houden, maar ook om de kwaliteit van de steun die aan het zieke familielid kan worden gegeven te verbeteren.

De eigen emotionele behoeften herkennen

Het erkennen en aanpakken van de eigen emotionele behoeften is cruciaal voor familieleden van mensen met psychische aandoeningen. In de rol van ondersteuner kan het gemakkelijk gebeuren dat de eigen behoeften en het eigen welzijn op de achtergrond raken terwijl men er probeert te zijn voor het zieke familielid. Op de lange termijn kan dit echter leiden tot emotionele uitputting, berusting en zelfs de zogenaamde zorgverlener burn-out.

De eerste stappen omvatten zelfreflectie, wat betekent dat je bewust de tijd neemt om je eigen gevoelens en behoeften te identificeren. Je kunt jezelf afvragen: "Hoe voel ik me echt in deze situatie?" of "Wat heb ik nodig om me emotioneel in balans te voelen?". Het kan ook nuttig zijn om een dagboek bij te houden om gedachten en gevoelens vast te leggen en patronen te identificeren.

Een ander belangrijk aspect is de communicatie over deze behoeften. Dit kan binnen het gezin zijn, maar ook in professionele relaties, zoals met therapeuten of artsen. Open en eerlijke communicatie helpt niet alleen om de eigen gevoelens beter te begrijpen, maar zorgt er ook voor dat anderen beter begrijpen hoe ze steun kunnen bieden.

Het kan ook nuttig zijn om professionele ondersteuning te zoeken. Therapeuten of counselors met ervaring in het omgaan met geestelijke gezondheid kunnen hulpmiddelen bieden om de eigen emotionele behoeften beter te begrijpen en te beheren. Daarnaast kunnen ze helpen om duidelijke grenzen te stellen om zowel het eigen welzijn als dat van het zieke familielid te beschermen.

Deelname aan steungroepen kan ook waardevol zijn. Dit is een kans om ervaringen en strategieën uit te wisselen met anderen in soortgelijke situaties. Soms is alleen al de wetenschap dat je niet alleen bent een enorme emotionele opluchting.

Het is net zo belangrijk om ruimte te creëren voor zelfzorg. Dit kan door middel van hobby's, vrienden ontmoeten of eenvoudige ontspanningstechnieken. Investeren in je eigen emotionele gezondheid is niet egoïstisch; het is nodig om anderen effectief te kunnen ondersteunen.

Het herkennen en aanpakken van je eigen emotionele behoeften is een continu proces. Het vereist zowel zelfbewustzijn als proactieve maatregelen, maar de voordelen zijn aanzienlijk. Door voor je eigen emotionele welzijn te zorgen, ben je beter in staat om er te zijn voor je geestesziek familielid zonder jezelf te verwaarlozen.

Grenzen stellen en zelfbescherming

Het stellen van grenzen en zelfbescherming zijn cruciale elementen in het ondersteunen van familieleden van mensen met psychische aandoeningen. De uitdagingen die dergelijke ziekten met zich meebrengen kunnen zowel fysiek als emotioneel stressvol zijn. Daarom is het essentieel om duidelijke grenzen te stellen om jezelf te beschermen tegen overbelasting en emotionele uitputting.

Grenzen stellen betekent duidelijk communiceren wat je wel en niet kunt doen. Dit omvat zowel tijd als emotionele capaciteiten. Je kunt bijvoorbeeld duidelijk maken dat je bereid bent om mee te gaan naar de dokter, maar dat je niet de hele coördinatie van de medische zorg op je kunt nemen. Op dezelfde manier kun je aangeven dat je een emotionele steun wilt zijn, maar niet de rol van therapeut kunt of wilt vervullen. Grenzen kunnen ook fysiek zijn, bijvoorbeeld als je afstand wilt nemen of bepaald gedrag niet wilt tolereren.

Zelfbescherming gaat hand in hand met het stellen van grenzen. Het zijn maatregelen die je neemt om je eigen fysieke en mentale gezondheid te behouden. Dit omvat regelmatige pauzes, tijd voor rust en ontspanning, maar ook het zoeken van professionele hulp. Zelfbescherming kan ook betekenen dat je bewust uit bepaalde dynamieken of conflicten blijft die mogelijk schadelijk zijn voor je geestelijke gezondheid.

Een ander aspect van zelfbescherming is het voortdurend opnieuw bekijken van de eigen grenzen. Omdat situaties en behoeften kunnen veranderen, is het nuttig om regelmatig na te denken over de vraag of de grenzen die je ooit hebt gesteld nog steeds actueel en gepast zijn. Het kan nuttig zijn om met therapeuten, counselors of andere familieleden in soortgelijke

situaties te praten om perspectieven en mogelijke strategieën voor het aanpassen van de eigen grenzen te bespreken.

Grenzen stellen en zelfbescherming zijn geen eenmalige acties maar een doorlopend proces. Ze vereisen
voortdurende zelfreflectie en de bereidheid om je behoeften duidelijk te communiceren. Dit kan in het begin
ongemakkelijk zijn, vooral als je het gevoel hebt dat je
constant beschikbaar moet zijn voor je zieke familielid.
Maar op de lange termijn is het juist deze zelfbescherming die ertoe bijdraagt dat je als familielid duurzame
en effectieve steun kunt bieden zonder je eigen gezondheid in gevaar te brengen.

Steungroepen en counselingcentra

Steungroepen en adviescentra spelen vaak een centrale
rol in de ondersteuning van familieleden van mensen
met psychische aandoeningen. Deze hulpbronnen bieden een kader waarin familieleden zich veilig en begrepen kunnen voelen, en bieden ook waardevolle informatie en praktijkvoorbeelden.

Steungroepen bieden meestal een model van collegiale
ondersteuning waarbij familieleden elkaar in een vertrouwde omgeving kunnen ontmoeten en hun ervaringen en uitdagingen kunnen delen. Dit type collectieve
steun heeft verschillende voordelen. Ten eerste biedt
het emotionele steun van mensen die soortgelijke ervaringen meemaken of hebben meegemaakt. Ten tweede
kunnen er concrete tips en adviezen worden

uitgewisseld over hoe om te gaan met de uitdagingen die psychische aandoeningen met zich meebrengen in het dagelijkse leven en in de relatiedynamiek. En ten derde kunnen steungroepen een gevoel van gemeenschap en cohesie creëren dat het isolement en de overweldiging die vaak ervaren worden, verlicht.

Counsellingcentra zijn meestal professionele instellingen die een reeks diensten aanbieden. Deze kunnen variëren van informatiemateriaal en begeleiding tot persoonlijke counselingsessies en therapiediensten. Een groot voordeel van counselingcentra is hun gespecialiseerde expertise. Professionals kunnen gericht advies en oplossingen bieden en hebben toegang tot een breed scala aan bronnen om individuele behoeften en situaties aan te pakken. Ze kunnen ook helpen met doorverwijzingen naar andere diensten, zoals therapeutische diensten of financiële hulp.

Zowel steungroepen als counselingcentra kunnen online of in fysieke vorm bestaan. Online platforms hebben het voordeel dat ze gemakkelijk toegankelijk zijn en een breed scala aan hulpmiddelen kunnen bieden, van discussieforums tot webinars en professionele artikelen. Fysieke bijeenkomsten bieden daarentegen het voordeel van directe menselijke interactie, wat voor veel mensen een diepere emotionele ondersteuning mogelijk maakt.

In de regel is een combinatie van beide benaderingen - d.w.z. het gebruik van zowel steungroepen als counselingcentra - de meest effectieve manier om een uitgebreid ondersteuningsnetwerk op te bouwen. Er kan individueel worden onderzocht welke vorm en soort ondersteuning het beste past bij de eigen behoeften en omstandigheden.

Juridische en ethische overwegingen

In de juridische context worden familieleden vaak geconfronteerd met vragen over voogdij, zorg of volmacht voor medische beslissingen. In sommige gevallen kan het nodig zijn om juridische stappen te ondernemen om de nodige medische zorg te garanderen, vooral als de persoon in kwestie niet in staat is om de juiste beslissingen te nemen. Het is daarom aan te raden om in een vroeg stadium informatie in te winnen over de juridische mogelijkheden en vereisten in het betreffende rechtsgebied. Advocaten die gespecialiseerd zijn in gezondheidsrecht of familierecht kunnen hierbij waardevolle ondersteuning bieden.

Ethische overwegingen spelen ook een belangrijke rol. Een daarvan is respect voor de autonomie en waardigheid van de persoon met de ziekte. Zelfs als een familielid wettelijk bevoegd is om beslissingen te nemen namens de getroffene, blijven er ethische vragen over de toestemming en het welzijn van de getroffene. Hoe ga je bijvoorbeeld om met situaties waarin de gewenste behandeling van de getroffene in strijd is met medische aanbevelingen of de overtuigingen van de familieleden?

Een andere ethische kwestie is het behoud van vertrouwelijkheid. Hoewel de uitwisseling van informatie tussen familieleden en medisch personeel vaak cruciaal is voor de kwaliteit van de zorg, zijn er ook grenzen aan het delen van persoonlijke en medische informatie. Artsen en andere zorgverleners zijn gebonden aan wettelijke en ethische eisen met betrekking tot de vertrouwelijkheid van patiënten. Het is daarom belangrijk om duidelijke afspraken te maken over welke informatie wel en niet gedeeld mag worden.

Voor geesteszieke patiënten kan de kwestie van het opheffen van de geheimhoudingsplicht bijzonder gevoelig liggen. Door de aard van hun ziekte kunnen ze zich in een kwetsbare positie bevinden waardoor het moeilijk is om de implicaties van een dergelijke beslissing volledig te begrijpen. Daarom is speciale zorg van het behandelteam nodig om er zeker van te zijn dat de beslissing om geheimhouding op te geven in het belang van de patiënt is en dat de patiënt voldoende gelegenheid heeft gehad om over de beslissing na te denken.

Uiteindelijk gaat het bij alle juridische en ethische overwegingen om het vinden van een evenwichtige benadering tussen de bescherming van de betrokken persoon en de ondersteuning van familieleden. Dit kan complex zijn en vereist vaak een zorgvuldige afweging van rechten, verantwoordelijkheden en ethische principes. In dergelijke situaties kunnen ethische adviesorganen, juridisch advies en uitwisselingen met andere familieleden in soortgelijke situaties een waardevolle leidraad zijn.

Rechten van patiënten

Patiëntenrechten zijn een fundamenteel element in de gezondheidszorg en van bijzonder belang in de zorg voor mensen met psychische aandoeningen. Deze rechten omvatten, onder andere, het recht op geïnformeerde toestemming, op privacy en vertrouwelijkheid, op waardigheid en respect, en op gepaste medische zorg.

Het recht op geïnformeerde toestemming stelt dat patiënten het recht hebben om volledig geïnformeerd te worden over hun diagnose, behandelingsopties, mogelijke risico's en bijwerkingen voordat ze akkoord gaan met een behandeling. In het geval van psychische aandoeningen kan dit ingewikkeld zijn, vooral als de persoon niet in staat is om geïnformeerde beslissingen te nemen tijdens een acute fase van de ziekte. In dergelijke gevallen kunnen juridische instrumenten zoals voogdij of medische volmachten een rol spelen om ervoor te zorgen dat de belangen van de patiënt worden gewaarborgd. Er moet echter altijd rekening worden gehouden met de ethische dimensie, in het bijzonder met het streven om de beslissingsbevoegdheid van de persoon in kwestie te herstellen.

Het recht op privacy en vertrouwelijkheid beschermt de persoonlijke en medische informatie van de patiënt. Medisch personeel is ethisch en wettelijk verplicht om deze informatie vertrouwelijk te behandelen. Familieleden staan hier voor de uitdaging om enerzijds te voldoen aan de informatiebehoeften voor een optimale ondersteuning van de betrokkene en anderzijds de privacy en autonomie van de patiënt te respecteren.

Het recht op waardigheid en respect is een fundamenteel ethisch principe en betekent dat elke patiënt waardig behandeld moet worden, ongeacht de aard of de ernst van zijn ziekte. Voor familieleden van mensen met psychische aandoeningen betekent dit dat ze gezien moeten worden als partners in het behandelingsproces en dat hun inbreng en zorgen serieus genomen moeten worden.

Het recht op de juiste medische zorg omvat niet alleen de professionele behandeling van de betreffende ziekte, maar ook het rekening houden met de hele levenssituatie van de patiënt, inclusief zijn of haar sociale, psychologische en fysieke behoeften.

Kennis en begrip van deze patiëntenrechten zijn essentieel voor familieleden om effectieve steun te kunnen bieden en als pleitbezorger op te kunnen treden. Tegelijkertijd stellen zij familieleden in staat om de grenzen van hun rol in het behandelingsproces te erkennen en beter om te gaan met ethische conflicten. In gevallen van ambiguïteit of conflicten met betrekking tot patiëntenrechten kan juridisch advies of overleg met ethische commissies nuttig zijn.

Gegevensbescherming en vertrouwelijkheid

Gegevensbescherming en vertrouwelijkheid zijn andere aspecten van medische zorg en zijn vooral relevant in de context van psychische aandoeningen. Aangezien gevoelige informatie over gezondheidstoestand, behandeling en persoonlijke omstandigheden wordt uitgewisseld, moeten strikte regels voor gegevensbescherming worden nageleefd. Dit betreft zowel de interactie tussen medisch personeel en patiënten als de communicatie tussen familieleden en medische zorgverleners.

Gegevensbescherming in deze context verwijst naar de veilige opslag, overdracht en verwerking van patiëntgegevens. Medisch personeel is gebonden aan wettelijke vereisten die de omgang met patiëntgegevens regelen. Gezondheidsinformatie mag bijvoorbeeld niet zonder toestemming van de patiënt aan derden worden verstrekt, tenzij daartoe een wettelijke verplichting bestaat. Technische beveiligingsmaatregelen, zoals versleutelde gegevensoverdracht en beveiligde databases, worden gebruikt om onbevoegde toegang tot patiëntgegevens te voorkomen.

Vertrouwelijkheid heeft betrekking op de persoonlijke relatie tussen de patiënt, zijn naasten en de behandelende artsen of therapeuten. Artsen zijn ethisch en wettelijk verplicht om alle informatie die hen tijdens de behandeling wordt toevertrouwd vertrouwelijk te behandelen. Dit dient om de privacy van de patiënt te beschermen en is fundamenteel voor een succesvolle therapeut-patiëntrelatie, aangezien deze is gebaseerd op vertrouwen.

Voor familieleden kan deze geheimhoudingsplicht een uitdaging vormen, vooral als ze actief betrokken zijn bij de zorg voor de patiënt of als ze beslissingen moeten nemen in het belang van de patiënt. In veel gevallen kan de patiënt toestemming geven om bepaalde informatie met familieleden te delen om hun communicatie met zorgverleners te vergemakkelijken. Deze toestemming moet idealiter schriftelijk worden gegeven en precies specificeren welke informatie mag worden gedeeld en onder welke omstandigheden. Zonder deze toestemming staan familieleden voor de moeilijke taak om de beste ondersteuning te bieden zonder toegang te hebben tot belangrijke medische informatie.

Het is daarom belangrijk dat familieleden zich bewust zijn van zowel hun eigen rechten als van de wettelijke en ethische verplichtingen van medisch personeel met betrekking tot gegevensbescherming en vertrouwelijkheid. In complexe of controversiële gevallen kan het raadplegen van een advocaat of een ethische commissie helpen bij het vinden van de juiste balans tussen de behoefte aan informatie en de bescherming van de privacy van de patiënt.

Voogdij en zorg

Voogdij en zorg zijn juridische constructen die een belangrijke rol kunnen spelen in de zorg voor mensen met een psychische aandoening. Beide instrumenten zijn ontworpen om personen te beschermen die door hun ziekte of andere beperking niet langer in staat zijn om bepaalde zaken zelfstandig te regelen. Ze stellen een wettelijke vertegenwoordiger in staat om beslissingen te nemen namens de persoon die onder zorg of voogdij staat op bepaalde vooraf bepaalde gebieden van het leven. Dit kunnen financiële zaken, gezondheidskwesties of andere persoonlijke zaken zijn.

Voogdij is vaak gericht op minderjarigen, maar kan ook worden gebruikt voor volwassenen, vooral als ze blijvend onbekwaam zijn. Voogdijregelingen zijn meestal strenger en geven de voogd vergaande beslissingsbevoegdheden.

Toezicht is flexibeler. Bij een voogdij wordt een voogd aangesteld voor specifieke verantwoordelijkheidsgebieden, zoals gezondheidszorg, eigendomszorg of het bepalen van de verblijfplaats. De voogd heeft niet automatisch uitgebreide beslissingsbevoegdheid, maar is beperkt tot de gebieden waarvoor de voogdij door de rechtbank is uitgesproken.

Voor familieleden brengt het op zich nemen van voogdij of zorg zowel kansen als uitdagingen met zich mee. Aan de ene kant stelt het hen in staat om in het belang van de betrokken persoon te handelen, vooral als deze tijdelijk of permanent niet in staat is om de juiste beslissingen te nemen. Anderzijds is het een grote verantwoordelijkheid die niet alleen tijd en energie vraagt, maar ook emotioneel belastend kan zijn.

De verzorger of voogd moet regelmatig overleggen met medisch personeel, autoriteiten en andere instellingen en is vaak de interface tussen de betrokken persoon en het sociale en medische systeem. In elk geval is de verzorger of voogd verplicht om te handelen in het belang van de persoon in kwestie en rekening te houden met diens wensen en behoeften voor zover bekend en mogelijk.

Het is belangrijk dat familieleden die voogdij of zorg overwegen zich uitgebreid informeren over het wettelijke kader en de verplichtingen. Ze kunnen ondersteuning krijgen van advocaten, zorgverenigingen of sociale diensten. Bovendien is het zinvol om de mogelijkheid van voogdij of zorg in samenspraak met de betrokkene en het medische team te bespreken om de best mogelijke zorg te garanderen.

Beslissingsbevoegdheid en toestemming voor behandeling

Besluitvormingscapaciteit en toestemming voor behandeling zijn fundamentele concepten in de gezondheidszorg, vooral in de context van psychische aandoeningen. Beslissingscapaciteit (ook wel 'geestelijke gezondheid' of 'bekwaamheid' genoemd) is het vermogen van een persoon om de betekenis en de gevolgen van een medische behandeling of ingreep te begrijpen en hierover een geïnformeerde beslissing te nemen.

Toestemming voor behandeling is een ethische en wettelijke vereiste. Het veronderstelt dat de patiënt in staat is om de informatie die relevant is voor zijn of haar behandeling te begrijpen, deze op de juiste manier af te wegen en op basis hiervan een beslissing te nemen. De behandelend arts heeft de plicht om de patiënt uitgebreid te informeren over de geplande behandeling, mogelijke alternatieven en de bijbehorende risico's en mogelijkheden. Pas na deze informatie en als de patiënt wilsbekwaam is, kan hij of zij toestemming geven. Als de patiënt geen toestemming geeft, is de behandeling meestal onwettig en kan deze strafrechtelijke en civielrechtelijke gevolgen hebben.

In de context van psychische aandoeningen kan het vermogen om beslissingen te nemen beperkt zijn. Dit kan zowel tijdelijk als permanent zijn. Een acuut psychotische patiënt kan bijvoorbeeld tijdelijk niet in staat zijn om de implicaties van een behandelingsbeslissing te overzien, terwijl dit vermogen hersteld kan zijn na een succesvolle stabilisatie met medicatie.

Voor familieleden is de kwestie van beslissingsbevoegdheid en toestemming vaak bijzonder moeilijk. Ze zitten klem tussen de wens om het zieke familielid te helpen en de onzekerheid of de persoon zelf wel in staat is om een geïnformeerde beslissing te nemen. In zulke gevallen kan tijdelijke of permanente wettelijke zorg nodig zijn. In dit geval neemt de wettelijke voogd bepaalde taken, zoals gezondheidszorg, over van de persoon in kwestie. Dit gebeurt echter altijd onder de voorwaarde dat er zo min mogelijk wordt ingegrepen in de autonomie van de betrokkene.

Het betrekken van familieleden bij het geïnformeerde toestemmingsproces is vaak nuttig omdat zij aanvullende perspectieven en informatie kunnen bieden. Het is echter belangrijk dat zij geen beslissingen nemen in plaats van de patiënt, tenzij zij daartoe wettelijk bevoegd zijn. Zelfs in dergelijke gevallen is het primaire doel om de wil van de patiënt af te dwingen, als deze kan worden vastgesteld.

Omgaan met discriminatie en ongelijke behandeling

Omgaan met discriminatie en ongelijke behandeling is helaas een belangrijk aspect van het leven van mensen met psychische aandoeningen en hun families. Discriminatie kan vele vormen aannemen, van vooroordelen en stereotype veronderstellingen tot regelrechte uitsluiting en achterstelling op verschillende levensgebieden zoals werk, onderwijs en gezondheidszorg.

Familieleden kunnen een belangrijke rol spelen in het bepleiten, bewustmaken en opvoeden voor de rechten van het familielid met de ziekte. Het is belangrijk dat ze zich vertrouwd maken met zowel de specifieke rechten van de zieke als de algemene antidiscriminatiewet- en regelgeving. Kennis van de juridische situatie kan familieleden helpen om feitelijke en effectieve actie te ondernemen tegen discriminatie en ongelijke behandeling.

Familieleden kunnen ook actief zijn in het verhogen van het bewustzijn en de voorlichting in de sociale omgeving. Ze kunnen praten met leerkrachten, werkgevers en medisch personeel om hen bewust te maken van de specifieke behoeften en uitdagingen van het zieke familielid. In sommige gevallen kan het ook nuttig zijn om naar gespecialiseerde adviesdiensten te gaan of gebruik te maken van bemiddeling om discriminatie aan te pakken.

Daarnaast is het cruciaal om de getroffene emotioneel te steunen. Discriminatie kan diepe psychologische wonden veroorzaken en bestaande psychische aandoeningen verergeren. Hier helpt het vaak om open communicatie te onderhouden en de getroffene een platform te bieden waar hij of zij zijn of haar ervaringen en gevoelens kan delen.

Het is even belangrijk dat familieleden zichzelf beschermen tegen de emotioneel belastende gevolgen van discriminatie. Dit kan door een ondersteunend netwerk van vrienden, familie en professionals op te bouwen en door professionele hulp te zoeken, zoals psychologische begeleiding of zelfhulpgroepen.

In het algemeen is het omgaan met discriminatie en ongelijke behandeling een complexe en vaak uitdagende onderneming die een grondig begrip vereist van zowel de emotionele als de juridische aspecten. Door proactieve actie, bewustmaking en voorlichting kunnen familieleden echter een belangrijke rol spelen in het bestrijden van deze problemen en zo bijdragen aan het verbeteren van de levenskwaliteit van het zieke familielid.

De weg vooruit: hoop en veerkracht

De weg vooruit voor familieleden van mensen met psychische aandoeningen is vaak een moeilijk proces. Hier spelen de begrippen hoop en veerkracht een cruciale rol.

Hoop is het fundamentele geloof dat een betere toekomst mogelijk is, zelfs als de huidige situatie stressvol en onzeker lijkt. Veerkracht is het vermogen om te herstellen van tegenslagen en om door te gaan ondanks ongunstige omstandigheden. Beide factoren zijn enorm belangrijk voor de emotionele en psychologische gezondheid van dierbaren.

Hoop kan zich in verschillende vormen manifesteren. Soms is het voldoende om de vooruitgang van het zieke familielid te erkennen, ook al lijkt die klein. Dit kan zijn dat de persoon een goede dag heeft gehad, de medicatie goed verdraagt of een klein succesje heeft geboekt in de therapie. Door belang te hechten aan deze vooruitgang kan de hoop worden gevoed dat een verbetering van de levenskwaliteit van de persoon met de ziekte, en dus van de hele familie, mogelijk is.

Veerkracht is een vaardigheid die zowel familieleden als patiënten na verloop van tijd kunnen ontwikkelen. Het gaat vaak om praktische strategieën om met stress om te gaan, zoals ademhalingsoefeningen, lichaamsbeweging of sociale steun. Maar veerkracht verwijst ook naar het ontwikkelen van een realistisch en flexibel denkpatroon. Dit betekent de uitdagingen erkennen, maar ook accepteren dat niet alle problemen onmiddellijk of volledig kunnen worden opgelost. Veerkrachtig denken maakt het mogelijk om moeilijkheden te zien als deel van het leven dat overwonnen kan worden, in plaats van als onoverkomelijke obstakels.

Een ander aspect dat binnen de context van hoop en veerkracht valt, is de capaciteit voor zelfzorg. Familieleden zijn vaak zo gefocust op het welzijn van het zieke familielid dat ze hun eigen behoeften verwaarlozen. Het ontwikkelen van zelfzorgstrategieën - zoals regelmatige pauzes, hobby's en sociale activiteiten - is daarom cruciaal voor de eigen geestelijke gezondheid en veerkracht.

Hoop en veerkracht zijn dus belangrijke componenten op de weg vooruit voor familieleden van mensen met psychische aandoeningen. Deze concepten kunnen familieleden niet alleen helpen om beter om te gaan met de huidige uitdagingen, maar ook om een sterkere, veerkrachtigere en hoopvollere toekomst te creëren voor henzelf en hun dierbaren.

Strategieën om weerbaarheid onder getroffenen en familieleden te bevorderen

Het bevorderen van veerkracht bij mensen die lijden aan psychische aandoeningen en bij hun familie is een belangrijke stap om beter om te kunnen gaan met de uitdagingen en stress die dergelijke aandoeningen met zich meebrengen. Er zijn verschillende strategieën die zowel de patiënten als hun families kunnen helpen om hun veerkracht te versterken.

Door de psychische aandoening en de behandelings-mogelijkheden te begrijpen, kan het gevoel van controle en dus veerkracht worden versterkt. Dit omvat kennis over hoe stress en andere factoren de ziekte kunnen beïnvloeden en hoe ze actief kunnen worden tegengegaan.

Een solide sociaal netwerk is van onschatbare waarde voor de geestelijke gezondheid. Zowel patiënten als familieleden moeten daarom proberen om relaties te onderhouden en op zoek te gaan naar sociale activiteiten die goed voor hen zijn. Het is ook nuttig om lid te worden van een steungroep of professionele begeleiding te zoeken.

Het vermogen om de eigen emoties en die van anderen te herkennen, te begrijpen en er effectief mee om te gaan kan ook bijdragen aan veerkracht. Mindfulness-technieken kunnen helpen om bewuster te worden van de eigen gedachten en gevoelens en stress te verminderen.

Veerkrachtige mensen zijn vaak flexibel in hun denken en in staat om zich aan te passen aan nieuwe of moeilijke situaties. Dit betekent ook dat ze mislukkingen zien als kansen om te leren en te groeien, in plaats van als een uiteindelijke mislukking.

Een positieve kijk op het leven kan de weerstand tegen stress en spanning vergroten. Dit betekent niet dat je de realiteit negeert of ernstige problemen bagatelliseert, maar wel dat je je richt op oplossingen en successen in plaats van op fouten en obstakels.

Zorgen voor je eigen welzijn door regelmatige lichamelijke activiteit, voldoende slaap en voeding kan een beslissende rol spelen in het versterken van persoonlijke veerkracht. Tijd voor ontspanning en recreatie is net zo belangrijk als verplichtingen aan anderen.

Deze strategieën kunnen afzonderlijk of in combinatie worden gebruikt en moeten worden aangepast aan de individuele behoeften en uitdagingen. De sleutel is om actief en bewust strategieën te integreren in het dagelijks leven die helpen om de eigen veerkracht en die van het zieke familielid te versterken.

Positieve psychologie en haar toepassing

Positieve psychologie is een tak van de psychologie die zich richt op de positieve aspecten van menselijke ervaringen en gedrag, zoals geluk, dankbaarheid, veerkracht, optimisme en welvaart. Het onderzoekt hoe mensen en gemeenschappen kunnen gedijen. In plaats van zich uitsluitend te richten op psychische stoornissen en de behandeling ervan, zoekt de positieve psychologie naar manieren waarop mensen hun welzijn kunnen verbeteren en een bevredigender leven kunnen leiden. Dit kan vooral relevant zijn voor familieleden van mensen met psychische aandoeningen, omdat zij vaak lijden onder stress en spanning.

- **Veerkracht versterken**: Positieve psychologie kan de veerkracht van familieleden helpen versterken door training in optimisme, dankbaarheidsoefeningen en probleemoplossende vaardigheden.
- **De kwaliteit van de relatie verbeteren**: Methoden zoals empathie en actief luisteren kunnen helpen om de kwaliteit van de relatie met het zieke familielid te verbeteren.
- **Zelfzorg en welzijn**: Door concepten als de flow-ervaring toe te passen en persoonlijke sterke punten te identificeren, kunnen familieleden leren hoe ze zichzelf kunnen beschermen terwijl ze voor anderen zorgen.
- **Stressmanagement**: Technieken zoals mindfulnessoefeningen en meditatie, die vaak benadrukt worden in de positieve psychologie, kunnen helpen om stress te verminderen en beter om te gaan met de emotionele lasten die gepaard gaan met de zorg voor een geestelijk ziek familielid.
- **Hoop en optimisme overbrengen**: door te focussen op positieve emoties en toekomstperspectieven kunnen familieleden gemotiveerd worden om de uitdagingen van het zorgen te overwinnen en een positiever toekomstperspectief te ontwikkelen.
- **Sociale steun versterken**: Concepten uit de positieve psychologie, zoals het belang van sociale banden, kunnen familieleden aanmoedigen om

hun eigen sociale netwerken en steunsystemen op te bouwen of te onderhouden.

- **Hulpmiddelen voor zelfreflectie**: Familieleden kunnen ook door de positieve psychologie worden geleid om na te denken over hun eigen waarden en levensdoelen, wat hen weer kan helpen betekenis en oriëntatie te vinden in een vaak uitdagende levensfase.

In de praktijk kunnen deze elementen aangeleerd worden via counseling, workshops, online cursussen of zelfhulpboeken. Het is belangrijk dat familieleden de aanpak vinden die bij hen past en deze integreren in hun dagelijks leven, zodat ze de vruchten kunnen plukken van Positieve Psychologie voor zichzelf en hun zieke familieleden.

Slotopmerkingen

Omgaan met geesteszieken is altijd bijzonder moeilijk en stressvol voor familieleden.

Ten eerste zijn psychische aandoeningen vaak minder tastbaar dan lichamelijke kwalen. Terwijl een gebroken arm of een infectie zichtbare en meetbare symptomen heeft, zijn psychische stoornissen vaak subtieler en moeilijker te herkennen. Dit kan ertoe leiden dat de ernst van de ziekte onderschat wordt of dat onbegrip en vooroordelen de kwaliteit van zorg en interactie beïnvloeden.

De symptomen van psychische aandoeningen, zoals waanideeën bij schizofrenie, lusteloosheid bij depressie of hevige stemmingswisselingen bij bipolaire stoornis, kunnen een aanzienlijke invloed hebben op het gedrag van de betrokkenen. Dit kan op zijn beurt sociale interacties en communicatie met hen stressvol of onvoorspelbaar maken. Het kan moeilijk zijn om het gedrag van de persoon correct te interpreteren en gepast te reageren, vooral als je niet voldoende kennis of ervaring hebt in de omgang met psychische aandoeningen.

Aan de andere kant zijn familieleden erg belangrijk in sommige aspecten van diagnoses, zorg en algemene ondersteuning voor mensen met psychische aandoeningen. Deze spanning is stressvol, moeilijk en soms onmogelijk op te lossen. Kalmte en geduld zijn hier de toverwoorden.